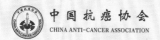

中国抗癌协会
CHINA ANTI-CANCER ASSOCIATION

儿童肿瘤

中国肿瘤整合诊治指南（CACA）

CACA GUIDELINES FOR HOLISTIC INTEGRATIVE MANAGEMENT OF CANCER

2022

丛书主编 ◎ 樊代明

主　　编 ◎ 汤永民　赵　强　黄东生

马晓莉　袁晓军　王焕民

U0244808

天津出版传媒集团

天津科学技术出版社

图书在版编目(CIP)数据

中国肿瘤整合诊治指南. 儿童肿瘤. 2022 / 樊代明丛书主编;汤永民等主编. -- 天津 : 天津科学技术出版社, 2022.6

ISBN 978-7-5742-0134-7

Ⅰ.①中… Ⅱ.①樊… ②汤… Ⅲ.①小儿疾病—肿瘤—诊疗—指南 Ⅳ.①R73-62

中国版本图书馆 CIP 数据核字(2022)第 104240 号

中国肿瘤整合诊治指南. 儿童肿瘤. 2022

ZHONGGUO ZHONGLIU ZHENGHE ZHENZHI ZHINAN. ERTONG ZHONGLIU.2022

策划编辑：方　艳

责任编辑：张　跃

责任印制：兰　毅

出　　版：天津出版传媒集团
　　　　　天津科学技术出版社

地　　址：天津市西康路 35 号

邮　　编：300051

电　　话：(022)23332372

网　　址：www.tjkjcbs.com.cn

发　　行：新华书店经销

印　　刷：天津中图印刷科技有限公司

开本 787×1092　1/32　印张 6.375　字数 118 000

2022 年 6 月第 1 版第 1 次印刷

定价：70.00 元

儿童肿瘤编委会

丛书主编

樊代明

主　编

汤永民　赵　强　黄东生　马晓莉　袁晓军
王焕民

儿童及青少年横纹肌肉瘤

主　编

马晓莉　王焕民　倪　鑫　汤永民

副主编

段　超　苏　雁　成海燕　刘志凯　黄东生
汤静燕

编　委（姓氏笔画排序）

于　彤　马晓莉　方拥军　王生才　王金湖

王　珊　王焕民　伏利兵　刘志凯　刘雅莉

孙　宁　孙晓非　成海燕　汤永民　汤静燕

何乐健　张伟令　张福泉　张潍平　苏　雁

段　超　赵卫红　徐晓军　殷敏智　袁晓军

高　举　黄东生　彭　芸　董岿然　蒋马伟

黎　阳

秘书组

周宇晨　朱　帅　蒋持怡　苏明珠　童楚鸿

肝母细胞瘤

主　编

袁晓军　吴晔明　赵　强　王焕民　汤永民
汤静燕

副主编

王　珊　何乐健　吕　凡　孙晓非　董岿然
顾劲扬　高　举　高　亚　张翼鷟　刘玉峰

编　委（姓氏笔画排序）

马晓莉　方建培　方拥军　牛会忠　王立峰
王金湖　卢　俊　仲智勇　刘江斌　刘　炜
刘钧澄　刘爱国　吕志宝　孙立荣　朱志军
汤宏峰　张伟令　张晓红　李玉华　李仲荣
李　府　李　杰　汪　健　邵静波　陈　莲
罗　毅　贺湘玲　赵卫红　钟玉敏　徐　敏
殷敏智　贾海威　顾　松　高怡瑾　高　晖

黄东生　黄顺根　董　倩　蒋马伟　蒋莎义
黎　阳　薛　峰　戴云鹏

秘　书

汤梦婕　吕　凡

神经母细胞瘤

主　编

赵　强　王焕民　吴晔明　汤永民　汤静燕

副主编

闫　杰　王　珊　袁晓军　高怡瑾　李璋琳
孙晓非　曹嫣娜　金润铭　张翼鷟　刘玉峰

编　委（姓氏笔画排序）

马晓莉　方拥军　牛会忠　王阳阳　王佩国
王金湖　王景福　王　琦　王道威　卢贤映
卢　俊　仲智勇　刘　炜　刘爱国　刘　潜
刘　赟　吕　凡　吕志宝　江　莲　齐丽莎
张文林　张伟令　李时望　李　凯　李　府
李忠元　李　杰　李　鹏　杨　维　杨　博
杨　超　陈开澜　武玉睿　竺晓凡　罗学群

赵　平　　钟本富　　唐锁勤　　徐晓军　　徐　敏
殷敏智　　秦　红　　贾海威　　顾　松　　高　亚
高　举　　高　群　　常　健　　曹文枫　　黄东生
童强松　　董岿然　　詹江华　　靳　燕　　蔡炜嵩
戴云鹏

秘　书

李　杰　　靳　燕　　李忠元　　王道威

目录

第一篇　儿童及青少年横纹肌肉瘤

第二篇　肝母细胞瘤

中国肿瘤整合诊治指南

第一篇　儿童及青少年横纹肌肉瘤

— 第一章 —

概述

第一节　病因及流行病学

横纹肌肉瘤（Rhabdomyosarcoma，RMS）是儿童最常见的软组织肉瘤，约占儿童恶性肿瘤的 3.5%。RMS 在美国 20 岁以下人群中总发病率为 4.5/100 万，男性高于女性（1.37∶1）。美国 1973—2005 年 SEER 数据库 1544 例 RMS 的流行病学结果显示，<1 岁占 6%，1~4 岁 31%，5~9 岁 25%，10~14 岁 18%，15~19 岁 20%；胚胎型 RMS 在 0~4 岁最常见（占 42%），多形型 RMS 在 15 岁以上占 59%。欧洲 1978—1997 年数据显示，15 岁以下儿童 RMS 发病率为 5.4/100 万，日本 1993—2010 年 RMS 发病率为 3.4/100 万。中国上海 2002—2005 年报告 RMS 发病率为 3.4/100 万，低于美国及欧洲。

RMS是一种间叶来源的恶性肿瘤，被认为起源于骨骼肌细胞系。最近研究显示，RMS也可起源于缺乏骨骼肌组织的区域，如内皮祖细胞。

儿童及青少年RMS的病因仍不明确，多为偶发性。RMS与多种癌症易感综合征相关。50%以上的RMS见于10岁以下儿童，表明宫内和早期环境暴露可能在RMS病因中起重要作用。此外，父母高龄、母亲孕早期X-射线暴露是发生RMS的危险因素，出生体重过高及过低是发生腺泡型横纹肌肉瘤（Alveolar rhabdomyosarcoma，ARMS）的危险因素。目前研究结果尚不能表明，各种类型的出生缺陷、早产儿、父亲的电磁场职业暴露等因素与RMS发生存在明确相关。

第二节　RMS的基因易感性

越来越多证据表明，RMS与多种癌症易感综合征相关，包括Li-Fraumeni综合征、DICER1综合征、Beckwith-Wiedemann综合征，以及各种RAS病（Rasopathies），如Costello综合征、Noonan综合征、1型神经纤维瘤病等。这类遗传性癌症易感综合征的特点是肿瘤谱广、发病早、对基因毒性药物异常敏感、多种肿瘤的高发生率。存在肿瘤易感基因的RMS，罹患第二肿瘤的风险明显升高，因此对制定手术及放化疗、随访策略至关重要。对其家系的筛查，有助于对其家族中其他携带胚系突变的家庭成员进行遗传咨询及肿瘤监测指导。

胚胎型 RMS （Embryonal rhabdomyosarcoma，ERMS）较 ARMS 更易见胚系突变。对年幼 RMS 患儿，病理类型为胚胎型，具有间变性（弥漫性或局灶性）特征，不论有无恶性肿瘤家族史，均应进行肿瘤易感基因，如 TP53 突变的遗传学检测。对发生于泌尿生殖系如膀胱、宫颈部位的 ERMS，应注意 DICER1 肿瘤易感基因的筛查。

注：

COG 对 615 例新诊断 RMS 行外显子测序，对照人群 9963 例，结果发现 7.3% 存在胚系肿瘤易感基因，最常见是 TP53（n=11）、NF1（n=9）和 HRAS（n=5）。检出胚系肿瘤易感基因的 ERMS 年龄更低，中位诊断年龄 3 岁。

Li-Fraumeni 综合征：这种综合征与肿瘤蛋白 p53 基因（TP53）异常有关。Hettme 报告 15 名具有间变性特征的儿童 RMS，11 名（73%）出现胚系 TP53 突变。一项 Li-Fraumeni 综合征相关 RMS 研究中，100% 患儿有间变性组织学特征。一项 31 例 Li-Fraumeni 综合征相关 RMS 研究中，12/16 例肿瘤有间变性特征，第二恶性肿瘤的 10 年累积风险为 40%，TP53 基因突变在 3 岁以下有间变性特征的 ERMS 中更常见。因此，有间变性特征的ERMS低龄儿童应在治疗前行TP53突变分析，对TP53胚系突变患儿尽可能行宽切缘手术，以减少或避免放疗，并确保早期发现第二肿瘤。

神经纤维瘤病1型：与NF1基因突变相关，由NF1编码的神经纤维蛋白通常对Ras通路起负性调节作用。一项16例伴NF1的RMS进行的回顾性研究发现，所有均为ERMS。一项对日本26084名15岁以下癌症进行的回顾性分析发现，56名儿童患有NF1，除发病率较高的视神经胶质瘤及恶性神经鞘瘤外，在非神经系统肿瘤中，NF1在RMS中的发病率较高（1.36%）。

Costello综合征：罕见，由HRAS杂合突变激活引起。一项29例Costello综合征回顾性分析，19例同时发生RMS，中位年龄2.3岁，其中ERMS 9例，ARMS 1例。另一项784例伴RAS突变回顾性分析，12名癌症中2例伴HRAS胚系突变发展成ERMS。

DICER1综合征：胚系DICER1突变被认为与如下儿童及青少年罕见肿瘤相关，包括胸膜肺母细胞瘤、卵巢Sertoli-Leydig细胞肿瘤、甲状腺结节、RMS。Stewart研究显示RMS是DICER1突变携带者中第四常见肿瘤，平均诊断年龄10岁。一项DICER1突变在儿童RMS相关性分析中发现，共6例携带DICER1胚系突变病例发生7例次ERMS，其中3例位于膀胱，3例位于子宫颈。一项女性生殖道 RMS 的回顾性分析显示，除 Sertoli-Leydig 细胞肿瘤外，宫颈 EMRS 是与 DICR1 最相关的女性生殖道肿瘤。

Noonan 综合征：Noonan 综合征是一种常染色体显性遗传的肿瘤易感综合征，涉及 RAS 通路上多种基因突变，如 KRAS、NRAS、RAF1、BRAF、PTPN11、SOS1、SHOC2 及 MEK1 等。文献荟萃报告中，46 例 Noonan 综合征中 6 例发生 ERMS。

第三节　RMS 的早诊和筛查

尽管 RMS 是罕见病，但早诊是提高生存率的重要因素。RMS 通常出现临床症状后才被诊断，对早诊和筛查有挑战性。然而，RMS 与某些遗传性肿瘤易感综合征和胚系基因突变有关，检测这些易感基因可能有助于早诊和筛查，从而改善早期肿瘤的治疗及预后。

对于有 TP53 胚系突变者，发生软组织肉瘤的风险伴随终身，可每年行全身 MRI，以早期筛出 RMS。有胚系 DICER1 突变的个体可增加泌尿生殖系 RMS 发生概率，因此应定期监测腹盆腔影像，对携带胚系 DIC-ER1 突变的青春期和青春期后女孩，需监测子宫颈 RMS 的发生。有 Costello 综合征、Noonan 综合征、1 型神经纤维瘤病等癌症易感综合征儿童，均需定期监测 RMS 发生，尤其是 ERMS。

第二章

RMS 的诊断

第一节 临床表现

RMS可发生于身体任何部位，常见原发部位包括头颈部（36%）、泌尿生殖道（23%）、四肢（19%）和其他部位（22%），以头颈多发。据原发瘤部位分类，55%位于预后良好部位，45%位于预后不良部位。

初诊时，约25%的RMS出现转移。肺是最常见转移部位（40%~50%），其他转移部位包括骨髓（20%~30%）、骨骼（10%）、淋巴结（20%，取决于原发肿瘤部位）。3%~6%的青少年及年轻成年女性RMS会发生乳腺转移，表现为乳腺肿块，多见于ARMS。

1岁以下婴儿及10岁以上儿童，与1~9岁儿童相比预后不佳。婴儿的不良预后与婴儿发病率低、骨髓对化疗耐受性差、不愿积极配合局部治疗而导致局部治疗失败有关。青少年更多见不良肿瘤特征，包括腺泡型、预后不良部位（主要是四肢）、局部淋巴结受累和转移性疾病，导致其预后差。

注：

头颈部RMS可发生在眼眶、脑膜旁区（中耳、鼻腔、鼻旁窦、鼻咽和颞下窝）或非脑膜旁区（头皮、腮腺、口腔、咽部、甲状腺和甲状旁腺以及颈部）。脑膜旁区占头颈部RMS的50%，可表现为出现鼻腔或外耳道脓血性分泌物、耳道或鼻腔阻塞、吞咽困难、颅神经或其他神经系统症状，提示颅底或中枢神经系统侵犯。眼眶RMS占头颈部RMS的25%，表现为眼球突出、固定、眼睑增厚、眶周出血或斜视等。喉部RMS极少见，占头颈部RMS的3%，可表现为声音嘶哑、喉痛、咽部异物感、吞咽不畅、呼吸困难等。

泌尿生殖系RMS（如膀胱/前列腺、睾旁、阴道、子宫，及宫颈等部位）占RMS的15%~20%，最常见于膀胱和前列腺，占30%~50%。膀胱RMS多在膀胱三角区内或附近，向腔内生长，以血尿、尿路梗阻、尿中黏液血性成分为主要表现。睾丸旁RMS占泌尿生殖道RMS的7%左右，发病呈双峰年龄分布，3~4月龄婴儿期及16岁左右的青春期，肿瘤起源于附睾、精索、睾丸和睾丸膜的间充质组织，表现为进行性增大的单侧阴囊内无痛性肿物。女性生殖道RMS约占RMS的3.5%，阴道RMS表现为黏液血性分泌物、阴道突出的息肉样肿块，易发生于婴儿期和年幼儿童；子宫颈RMS以阴道出血、阴道肿块为主要症状。

原发于会阴-肛周区的RMS极为罕见，仅占所有RMS的2%左右，90%以上表现为肛周肿块，经常被误诊为肛周脓肿而接受抗生素治疗、甚至脓肿切开手术、瘘管切除术等，误诊率高达45%。其他症状包括便血、排便困难和大便失禁。

原发于胸腔、腹部和盆腔RMS，因肿瘤位置深，早期可无症状，诊断时往往肿瘤已经很大，常包绕大血管，难以完全切除。胸腔RMS表现为咳嗽、喘息、呼吸困难，腹盆腔RMS可表现腹部包块、腹胀、尿便潴留等症状。

原发于胆道的RMS少见，可有梗阻性黄疸，可发生肝内、腹膜后及肺的转移。

第二节 RMS的影像学检查

对疑似肿瘤活检之前，应获得肿块的基线影像学检查结果。病理确诊RMS后，在治疗前应进行全面影像评估以了解受累范围，并确定分期、分组。

表 1-2-1 RMS的影像学检查推荐

	Ⅰ级推荐	Ⅱ级推荐	Ⅲ级推荐
原发肿瘤		CT或者MRI（平扫+增强） B超	X线
区域淋巴结		CT或MRI（平扫+增强） B超	

	Ⅰ级推荐	Ⅱ级推荐	Ⅲ级推荐
转移病灶及全身		CT或MRI（平扫+增强） 肺CT平扫评估有无肺部转移 B超 PET/PET-CT	骨扫描

原发肿瘤：在评估原发肿瘤时，MRI和CT均应采用增强扫描。考虑到CT辐射剂量风险，儿童在头颈部肿瘤、腹部、纵隔、椎旁肿瘤、四肢和泌尿生殖系统等部位的原发肿瘤中推荐首选MRI。患儿有金属植入物、幽闭恐惧症等MRI禁忌证时，推荐低剂量CT。颅底和脑部的MRI用于评估原发肿瘤位于脑膜旁区及非脑膜旁区的头颈部肿瘤。如怀疑椎管内延伸或脑膜受累，建议行脑脊髓MRI。睾丸旁肿瘤，必须评估区域（主动脉旁）淋巴结，可选择MRI或者超声。

区域淋巴结情况：区域淋巴结被定义为引流原发肿瘤部位的淋巴结，病理性非区域淋巴结则被确定为转移性疾病并接受相应治疗。可通过CT/MRI、B超或PET/PET-CT评估区域淋巴结情况。如有可能，应对明显肿大的淋巴结进行活检，因为在临床及影像学阴性的患者中，肿瘤阳性活检可改变治疗方案。

肺CT平扫：欧洲儿科软组织肉瘤研究组的一项前瞻性研究，纳入316例RMS，在胸部基线CT扫描中发现的不确定肺结节（≤4个直径小于5mm的肺结节，或

1个直径5~10mm结节）接受的治疗与明确无肺结节患者相同，结果显示不确定结节的5年EFS和OS分别为77.0%和82.0%，明确无结节的5年EFS和OS分别为73.2%和80.8%（P=0.68和P=0.76），两者无统计学差别。因此，诊断时不确定的肺结节不影响局限性RMS预后，对诊断时肺CT有不确定肺结节的RMS，无需行活检或提高分期。

PET/PET-CT扫描：PET/PET-CT有助于提高初始分期的准确性，检测淋巴结受累PET-CT敏感性为80%~100%，特异性为89%~100%；而常规检查敏感性为67%~86%，特异性在90%~100%。对远处转移部位，PET-CT的敏感性为95%~100%，特异性为80%~100%；而常规检查敏感性为17%~83%，特异性在43%~100%。有限证据显示PET-CT在检测骨转移病变优于骨扫描；对识别骨髓受累的敏感性有限；对肺转移的检出率低，可能会遗漏小的肺转移病灶。

超声：表浅病灶考虑超声检查，建议由有肌肉骨骼疾病经验的超声医生进行。超声检查可作为本病的检查方法之一，但尚需结合MRI或CT方可完整显示肿瘤全貌。

第三节　RMS 的活检

1　活检适应证

表 1-2-2　RMS 活检适应证

活检适应证	推荐等级
影像学表现为肿瘤恶性程度高	I 级推荐
手术直接切除困难	I 级推荐
疾病晚期根治困难	I 级推荐

注：在对 RMS 进行治疗前，强烈建议先行活检。即使临床和影像学都提示非常典型的 RMS，也须活检确诊及分型。

在以下几种情况下强调活检的必要性：①影像学表现肿瘤的恶性程度高，如坏死区域多、侵袭性生长、侵犯重要的血管和神经，活检有助于确定肿瘤的病理学类型，能协助外科医生评估手术的意义、制定合理的手术方案。②手术切除困难，可能造成较严重的并发症，拟通过术前放化疗为后续手术创造更好的机会。③病灶为多发、范围较广、根治意义不明确，术前诊断有助选择其他替代方案。

2　活检方式

表 1-2-3　RMS 活检方式

活检方式的选择	推荐等级
穿刺活检	Ⅰ级推荐
经内镜活检	Ⅰ级推荐
切开活检/切除活检	Ⅱ级推荐

注：推荐经皮粗针穿刺活检（CNB），可获足量病理组织，结合现代病理学、免疫细胞学、分子生物学等技术为诊断提供丰富的信息，病理诊断的准确性高。粗针穿刺活检有效、安全、微创、并发症少。通常需 B 超或 CT 引导。

如首次活检因为标本量少未获明确诊断，可考虑在影像学辅助下行再次穿刺活检或切开活检，以获确诊。

内镜活检适用于膀胱、前列腺、阴道、胆道等位置的肿瘤：①膀胱镜活检很适合于泌尿生殖系统肿瘤，是目前该部位 RMS 活检主要方法。②内镜下逆行胰胆管造影（ERCP）可结合胆道内活检诊断儿童胆道 RMS。主要优点是与肝活检相比，肿瘤局部扩散的风险要低。ERCP 还可同时进行患儿胆道系统的评估和胆管支架的植入。

手术切开活检可获更多标本，利于诊断，在无条件实施穿刺活检的单位推荐切开活检，肢体 RMS 切开活检应行纵行切口，以便以后的广泛局部切除。切开活检可能破坏解剖层面，术野暴露所致组织损伤也增加了种植转移的风险。由于无影像学引导反而容易误伤周围的重要血管或神经。对二次手术的要求比粗针穿刺活检高，另外费用也更高。

如病变范围小，位于浅层，病灶可完整切除且切除后不会造成重大功能障碍，若行穿刺活检反而会造成相对于原病灶更大的污染，可考虑做切除活检。切除活检时，应仔细标记切缘（常规均需标记，肉眼切除都不可靠，需要病理证实切缘情况），以便在切缘阳性的情况下再次切除。

不推荐进行细针穿刺活检（FNA），虽具有快速、微创等优点，但获取组织有限。不能满足免疫组化及分子病理学等检测需求，病理诊断的准确性低。

不推荐术中冰冻活检。

3 穿刺活检

表 1-2-4 RMS 穿刺活检

穿刺活检术的实施	推荐等级
穿刺前检查及准备	I 级推荐
出血风险评估	I 级推荐
超声引导下 CNB	I 级推荐
术后留诊观察	I 级推荐

注：穿刺前需详细询问病史，评估全身状态，交代穿刺操作风险和注意事项，签署知情同意书。

推荐术前评估出血危险因素，包括血常规和出凝血时间，影响凝血功能的疾病和抗血栓药物服用史等。有出血风险者行穿刺活检也并非完全禁忌，应由有经验的医生操作，术后压迫止血时间也应延长。

超声引导下 CNB：①穿刺前应行高分辨率二维超声和彩色多普勒超声检查，定位穿刺目标，了解目标血供及周边的血管神经分布，遵循最短穿刺路径且安全有效穿刺的原则，同时以经过未来手术切口为宜，以便手术时可将穿刺道予以切除。②推荐使用 Tru-cut 活检针，一般选取 16G/18G，沿探头声束平面进针，清楚显示针道和针尖。动态监测针尖位置，到达目标后，快速、多角度、多位点穿刺，一般取样 3~5 次，以保证样本代表性。尽量避开肿瘤组织坏死区。对囊实性病变，应从实性部分取材，若收集到囊液成分也须全部送检。获取组织中血液成分较多时可改变穿刺途径或换用更细的穿刺针，以降低血液成分对细胞学诊断的影响。③尽可能获得足够的肿瘤组织，以便不仅行常规的病理检查（HE 染色、免疫组化），还可对新鲜标本行分子生物学检测。

推荐穿刺术后留诊观察 20~30min，其间手动压迫穿刺点以止血，离开前需再次超声确认无活动性出血。如局部有少量出血，最有效的处理方式是压迫，可采用加压包扎、冰敷，防止再出血。部分患者可能伴穿刺部位轻微痛感或放射痛，术后多逐渐消失。持续疼痛可口服止疼药缓解。

无证据表明活检前及活检后需用抗生素预防感染。

常见并发症：①出血。②感染。③血管迷走神经反射：轻度头疼、恶心、出汗或类似癫痫样反应，均是由于术前、术中和术后的疼痛或紧张导致，建议平卧位，双腿略抬高，冷敷前额，监测生命体征。④针道种植转移：针道种植率低，与以下因素有关：针径过大、运针过多或有力、未释放负压就拔针，以及肿瘤侵袭性。

第四节 RMS 的病理诊断

RMS 传统分为两个主要组织学亚型，ERMS 占60%~70%，ARMS 占20%~30%。2013 年 WHO 骨与软组织肿瘤分类明确 RMS 包括四个亚型：ERMS、ARMS、多形型 RMS（Pleomorphic rhabdomyosarcoma）、梭形细胞/硬化型 RMS（Spindle cell/sclerosing rhabdomyosarcoma）。2020 年 WHO RMS 分类对上述分类并无修订。

病理报告常规包括病变部位、病理诊断。如样本量足够，需一并报告组织学亚型。手术完整切除标本还应包括：肿瘤大小、重量、病理诊断和组织学亚型、坏死百分率、手术切缘、肿瘤周缘组织浸润、脉管内瘤栓和区域淋巴结受累情况。临床研究表明，即使无淋巴结转移的临床证据，也应常规术中区域淋巴结活检，尤其是原发于肢体的RMS。免疫组化标记物Desmin、MyoD1和Myogenin诊断RMS敏感度和特异度较高。

注：美国1973—2005年SEER数据，1544例RMS病人，胚胎型67%，腺泡型32%，多形型1%。其中胚胎型在0~4岁儿童最常见，占42%，腺泡型在15岁以上青年占59%。胚胎型在头颈部最常见，见于33%病例；腺泡型在四肢最常见，占35%病例，其次是头颈部；53%多形型也见于四肢。

ERMS：RMS最常见亚型，常见于5岁以下儿童，好发于头颈部和泌尿生殖道。组织学特点类似于孕7~10周胚胎骨骼肌，显示胞质极少的梭形细胞、胞质丰富、嗜酸性大细胞，或胞质稀少、小卵圆形细胞，一些梭形细胞呈疏松和致密交替排列，肌母细胞分散在原始间叶细胞中；葡萄状变异型是ERMS一个特殊亚型，好发于膀胱、阴道、鼻腔、鼻窦和胆道等空腔脏器。肉眼检查呈息肉状。3%~13%的ERMS存在间变：胞核大、深染、常为背景细胞的三倍，间变瘤细胞可呈局灶型或弥漫型分布。间变不要与多形型相混淆，在多形型RMS中，无小瘤细胞背景群。

ARMS好发于较大儿童、青少年和青年人，以四肢、会阴和椎旁区域多见。ARMS组织学表现与孕10~21周的胎儿骨骼肌形态相似，典型病理形态特点：小圆细胞被纤维血管间质分隔呈巢状或片状，粘附性差、排列松散的瘤细胞位于腺泡腔中，其间可见多核瘤巨细胞。横纹肌母细胞分化在该亚型中少见，但可见于治疗后肿瘤标本中。ARMS亚型，肿瘤组织必须有50%以上的腺泡亚型。但实体型RMS为ARMS特殊的亚型，"腺泡"结构不明显或缺乏。

梭形细胞/硬化型RMS：占RMS的5%~10%，年轻患者多见，睾丸旁最常见，其次是头颈部。组织学特点，通常由长束相对均匀的梭形细胞组成，高倍镜下见两种细胞形态，大多数为梭形细胞，胞质丰富红染，有椭圆形或细长的核，核深染，核仁不明显或有1个小核仁，另可见少量核仁深染，核仁明显，红染胞质丰富的肌母细胞。免疫组化染色显示瘤细胞常表达Desmin和MyoD1弥漫强阳性，而Myogenin表达常呈斑片状。

多形型RMS：好发于成人四肢，儿童极少发生，是高级别软组织肿瘤，形态更像未分化多形型肉瘤。组织学主要由多形型瘤细胞和一些小的未分化细胞及梭形细胞混合组成，肌母细胞分化很罕见，存在大量嗜酸性多边形细胞质细胞，部分区域可见瘤巨细胞或多核巨细胞。多形型在该亚型中弥漫分布，与 ERMS 中可能出现的局灶性间变特征相反。免疫组化染色 Desmin 呈弥漫阳性，Myogenin 和 MyoD1 常局灶阳性。

第五节　RMS 的分子病理检测

病理组织形态学诊断仍然是诊断 RMS 的金标准。分子遗传学检测正成为一种辅助检测方法。后者大多数采用荧光原位杂交（FISH）、PCR 和 NGS 方法。组织形态学和分子遗传学相结合是 WHO 自 2000 年以来分类的主要进展之一。

表 1-2-5　RMS 的分子病理分型

病理类型	染色体改变	分子类型
ERMS	复杂改变	MYOD1 变异、KRAS 变异、HRAS 变异、TP53 变异、NF1 变异、NRAS 变异、PIK3CA 变异、FBXW7 变异、FGFR4 变异、BCOR 变异
ARMS	t（2；13）（q35；q14） t（1；13）（p36；q14） t（X；2）（q13；q35）	PAX3-FOXO1 PAX7-FOXO1 PAX3-AFX
多形型 RMS		不明确
梭形细胞/硬化型 RMS		具有 VGLL2/NCOA2 重排的 RMS 伴有 MYOD1 突变的 RMS 具有 TFCP2 重排的 RMS

ERMS：大多数 ERMS 有染色体 11P15 区等位基因

丢失，即11P15.5杂合性缺失（LOH）。有广泛的体细胞突变，包括TP53、RAS家族（NRAS、KRAS、HRA）、PIK3CA、CTNNB1和FGFR4（81114）中的基因突变，以及11p15的杂合性缺失。

ARMS：75%的ARMS存在位于13号染色体上的FOXO1基因与位于2号染色体t（2；13）（q35；q14）上的PAX3基因或与位于1号染色体t（1；13）（p36；q14）上的PAX7基因的易位。

COG-D9803研究纳入434例RMS预后分析显示，5年EFS PAX3-FOXO1融合54%与PAX7-FOXO1融合65%均低于ERMS的77%（P<0.001），5年OS PAX3-FOXO1融合64%明显低于PAX7-FOXO1融合87%（P=0.006）。无FOXO1融合的ARMS生物学特性与ERMS相似，5年EFS 90% vs.77%，无差异。一项334例RMS系统综述显示，PAX3-FOXO1、PAX7-FOXO1和融合基因阴性RMS 5年OS分别为39%、74%和84%（P<0.001），PAX3-FOXO1融合基因阳性与预后显著相关，PAX7/FOXO1融合阳性与阴性RMS无显著差异。一项meta分析共纳入7项研究，包括993例RMS，其中3项研究显示融合阳性和阴性的ARMS生存率无显著差异，4项研究表明PAX3-FOXO1融合比PAX7-FOXO1的存活概率更低，但未达统计学意义。虽然生存率无显著差异，但有迹象表明，PAX3-FOXO1融合是不利预后因素。

梭形细胞/硬化型RMS：2020年第五版《WHO软组织和骨肿瘤分类》将梭形细胞/硬化型RMS分为有多个分子遗传学改变如VGLL2、CITED2、NCOA2、MEIS1、EWSR1、TFCP2等分子亚型，其中常见的有以下三种，其预后有显著差异。①具有VGLL2/NCOA2重排的RMS：主要发生在3岁以下婴幼儿，部分为先天性梭形细胞RMS，主要累及软组织，好发于躯干、睾丸旁，其次是头颈部，生物学行为类似于先天性/婴幼儿纤维肉瘤，预后良好。基因重排包括SRF-NCOA2、TEAD1-NCOA2、VGLL2-NCOA2、VGLL2-CITED2、SRF-FOXO1。部分病人骨内RMS存在MES1-NCOA2融合。Agaram报告三例MES1-NCOA2融合的RMS，主要见于成年的骨骼中，侵袭性更强。②伴有MYOD1突变的RMS：年龄范围广，2~94岁，女性多见，常累及头颈部，其次为躯干、四肢，纯合性/或杂合性MYOD1外显子突变，可伴PIK3CA共突变，生物学行为类似ARMS，预后差，儿童死亡率高达83%。③具有TFCP2重排的RMS：罕见，通常TFCP2基因与FUS或EWSR1融合，可见ALK表达（在缺乏ALK基因重排的情况下），常见于颌面骨骼，累及软组织，年龄范围11~86岁，侵袭性高，预后差，中位生存期8个月。

多形型RMS：主要见于成人，60岁以上患者，儿童罕见，可在任何部位发生，并与不良结局相关。目前未发现特异性分子遗传学改变。

第六节　RMS 分期

表 1-2-6　RMS TNM 治疗前分期系统

分期	原发部位	肿瘤浸润	肿瘤最大直径（cm）	淋巴结转移	远处转移
1	预后良好位置	T_1 或 T_2	任何	N_0、N_1、N_X	M_0
2	预后不良位置	T_1 或 T_2	a≤5cm	N_0 或 N_X	M_0
3	预后不良位置	T_1 或 T_2	a≤5cm b>5cm	N_1 N_0、N_1、N_X	M_0
4	预后良好和不良位置	T_1 或 T_2	任何	N_0、N_1、N_X	M_1

注：T_1 肿瘤局限于原发解剖部位；T_2 肿瘤超出原发解剖部位，侵犯邻近器官或组织；a 肿瘤最大径≤5cm；b 肿瘤最大径>5cm；N_0 无区域淋巴结转移；N_1 有区域淋巴结转移；Nx 区域淋巴结转移不详；M_0 无远处转移；M_1 有远处转移。

预后良好的位置指眼眶、头颈（除外脑膜旁区域）、胆道、非肾脏、膀胱和前列腺区泌尿生殖道；预后不良的位置指膀胱和前列腺，肢体，脑膜，其他包括背部、腹膜后、盆腔、会阴部/肛周、胃肠道和肝脏。脑膜旁区域指原发部位在中耳-乳突、鼻腔、鼻窦、鼻咽、颞下窝、翼腭、咽旁区等区域，以及其他距离颅骨 1.5cm 以内病灶。

表 1-2-7　RMS-IRS 手术后病理分期

分期	临床特征
I	局限性病变，肿瘤完全切除，且病理证实已完全切除，无区域淋巴结转移（除了头颈部病灶外，需要淋巴结活检或切除以证实无区域性淋巴结受累）
	Ⅰa 肿瘤局限于原发肌肉或原发器官
	Ⅰb 肿瘤侵犯至原发肌肉或器官以外的邻近组织，如穿过筋膜层

分期	临床特征
II	肉眼所见肿瘤完全切除，肿瘤已有局部浸润或区域淋巴结转移
	IIa肉眼所见肿瘤完全切除，但镜下有残留，区域淋巴结无转移
	IIb肉眼所见肿瘤完全切除，镜下无残留，但区域淋巴结转移
	IIc肉眼所见肿瘤完全切除，镜下有残留，区域淋巴结有转移
III	肿瘤未完全切除或仅活检取样，肉眼有残留肿瘤
	IIIa仅做活检取样
	IIIb肉眼所见肿瘤大部分被切除，但肉眼有明显残留肿瘤
IV	有远处转移，肺、肝、骨、骨髓、脑、远处肌肉或淋巴结转移（脑脊液细胞学检查阳性，胸水或腹水以及胸膜或腹膜有瘤灶种植等）

注：局部转移指肿瘤浸润或侵犯原发部位邻近的组织。区域转移指肿瘤迁移至原发部位引流区淋巴结。远处转移指肿瘤进入血液循环转移至其他部位。

淋巴结转移：纳入 Intergroup Rhabdomyosarcoma Study IV（IRS-IV）的898例RMS患者为三组，即临床或病理均无淋巴结转移（696例）（N0）、临床或病理性转移阳性转移淋巴结（125例）（N1）、单部位转移（77例）。结果显示N1在不同原发部位发生率有差异，其中在会阴部高达50%、腹膜后28%、肢体23%。N0的ARMS预后明显优于N1的ARMS（5年EFS为73%和43%；5年OS为80%和46%；P<0.001），单部位转移

的 ARMS 的 EFS 和 OS 较 N1 的 ARMS 更差。对于 ERMS，N1 和 N0的EFS或OS无差异。

第七节　RMS 的危险度分组

根据病理亚型、术后病理分期和TNM分期，将危险度分为低危、中危、高危组，以便分层治疗。

表 1-2-8　RMS 的危险度分组

危险组	病理亚型	TNM分期	IRS分组
低危	胚胎型	1	I ~ III
	胚胎型	2~3	I ~ II
中危	胚胎型/多形型	2~3	III
	腺泡型/多形型	1~3	I ~ III
高危	胚胎型/多形型/腺泡型	4	IV

由于目前国内应用CCCG-RMS-2016方案中中枢侵犯组方案证据级别不足，本危险度分组仍然借鉴COG的危险度分期系统，基于组织学、TNM分期、IRS分期。将危险度分为低危、中危、高危，以便分层治疗。所有转移性（M1）疾病，不考虑组织学类型，均为高危组。腺泡型局部区域RMS，不良部位的、不可切除的ERMS，为中危组。其他的ERMS为低危型，中枢侵犯组归入特殊部位RMS的诊治。

回顾性分析 IRS Group 从 1972—1991年进行的 4 项研究，判断不同因素对预后的影响，有利的预后因素包括：①诊断时无远处转移；②眼眶、非脑膜旁区头/

颈、非膀胱/前列腺区域泌尿生殖系统的主要部位；③诊断时对局部肿瘤进行大体完全手术切除；④胚胎/葡萄状组织学；⑤肿瘤大小≤5cm；⑥诊断时年龄<10岁。在 COG 的 ARST1431 研究中，危险度分组有所调整，低危组只包括 TNM 分期1期和2期及 IRS 分期Ⅰ期和Ⅱ期，只有眼眶部位 RMS 的 IRS 为Ⅲ期、且 TNM 为1期患者为低危组。在高危组中，TNM 为4期、IRS 为Ⅴ期的 ERMS，只有年龄≥10岁才进入高危组，而<10岁则为中危组。欧洲儿童软组织肉瘤协作组危险度分期（European Paediatric Soft Tissue Sarcoma Study Group，EpSSG），也将年龄≥10岁纳入不良预后因素。

风险分层一直是 RMS 临床管理改善的关键，当前治疗的总体风险分层基于肿瘤部位、可切除性、分期和组织学亚型。但是，目前的风险分层并未使用分子数据。从1993年发现 PAX3/FOXO1 融合基因，在目前的 SIOP 或 COG 临床试验中，PAX/FOXO1 还不是一个正式的风险因素。一项 meta 分析共纳入7项研究，其中3项研究显示融合阳性和阴性的 ARMS 生存率无显著差异，4项研究表明，PAX3-FOXO1 融合比 PAX7-FOXO1 的存活概率更低，PAX3－FOXO1 融合是 OS 的不利预后因素，分析结果鼓励将融合基因状态纳入临床分子分类系统。这将是未来改进的方向。

RMS 的全身治疗

第一节 低危组 RMS 的化疗

表 1-3-1 低危组 RMS 的化疗

Ⅰ级推荐	Ⅱ级推荐
VAC×12 周 + VA× 12 周 [a]	VA×22 周 [b]
	IVA×12 周+VA×14 周 [c]
	IVA×9 周 + （IVA×4 周 + VA×8 周） 或 （IVA×12 周） [d]

注：

a：我国 CCCG-RMS 协作组以及美国 COG 低危者推荐使用 VAC（长春新碱+放线菌素 D+环磷酰胺）×12 周+VA（长春新碱+防线菌素 D）×12 周方案。化疗药物如下：

长春新碱（VCR）：静推，第 1~10 周，第 13~22 周；最大剂量 2mg。<1 岁，0.025mg/kg/次；1~3 岁，0.05mg/kg/次；>3 岁，1.5mg/m^2/次。

放线菌素 D（ADM）：静点 1~5 分钟入，第 1、4、7、10、13、16、19、22 周；最大单次剂量 2.5mg。<1 岁，0.025mg/kg/次；≥1 岁，0.045mg/kg/次。

环磷酰胺（CTX）：静点 1 小时，第 1、4、7、10 周予。<1 岁，40mg/kg/次；≥1 岁，1.2g/m^2/次。

美司那（Mesna）：360mg/m^2/次，于环磷酰胺 0、3 、6 、9 小时予。

本方案更适用于 TNM1 期、IRS Ⅰ-Ⅱ组，TNM1 期、IRS-Ⅲ组（眼眶），以及 TNM 2 期、IRS Ⅰ-Ⅱ组的胚胎型 RMS。对 TNM1

期、IRS-Ⅲ组（非眼眶）以及TNM3期、IRSⅠ-Ⅱ组的患者，按VAC×12周+VA×36周方案化疗复发率高，在目前COG最新临床试验中已归入中危组。

b：欧洲EpSSG目前将年龄<10岁，IRSⅠ组，肿瘤<5cm，无淋巴结受累的RMS患儿，给予VA（长春新碱+放线菌素D）×22周方案，以避免烷化剂的使用。该临床试验结果将为今后低危组RMS的治疗提供证据支持。

c：欧洲EpSSG目前将≥10岁，原发于预后良好部位，IRSⅠ组，肿瘤>5cm，无淋巴结受累的RMS患儿，给予IVA（异环磷酰胺+长春新碱+放线菌素D）×12周+VA×14周方案，无放疗。

d：欧洲EpSSG目前将任何年龄，任何肿瘤大小，原发于预后良好部位，IRSⅡ-Ⅲ组，无淋巴结受累的RMS，给予IVA×9周+（IVA×4周+VA×8周）+放疗或（IVA×12周），无放疗。

IVA方案具体用法用量参考中危组化疗中EpSSG方案。

第二节　中危组RMS的化疗

表1-3-2　中危组RMS的化疗

Ⅰ级推荐	Ⅱ级推荐
VAC方案×42周，或VAC/VI交替×42周[a]	VAC×12周+VA×12周[f]
VAC/VI交替+/−坦罗莫斯×42周+（环磷酰胺+长春瑞滨）×24周[b、e]	
IVA×27周[c]+（环磷酰胺+长春瑞滨）×24周[d、e]	

注：

a：我国CCCG-RMS-2016协作组方案中，中危组采用VAC（长春新碱+放线菌素D+环磷酰胺）或VAC/VI（长春新碱+伊立替康）交替。VI方案由长春新碱和伊立替康组成，长春新碱剂量同前，伊立替康50mg/m²/次，每疗程连用5天，单日最大≤100mg/天。化疗药物如下：

长春新碱（VCR）：静推，第1、2、3、4、5、6、7、8、9、10、13、14、15、16、17、18、19、20、22、25、28、31、

34、37、40周。应用伊立替康期间，第26、27、32、33、38、39周，若血常规提示中性粒细胞大于$0.75×10^9$/L，血小板大于$75×10^9$/L，每周可酌情应用VCR。最大剂量2mg。<1岁，0.025mg/kg/次；1~3岁，0.05mg/kg/次；>3岁，1.5mg/m²/次。

放线菌素D（ADM）：静点，1~5分钟入，VAC组为第1、4、7、10、13、16、19、22、25、28、31、34、37、40周，每周1次；VAC/VI交替组为第1、7、16、22、28、34、40周，每周1次；最大单次剂量2.5mg。<1岁，0.025mg/kg/次；≥1岁，0.045mg/kg/次。

环磷酰胺（CTX）：静点1小时，VAC组为第1、4、7、10、13、16、19、22、25、28、31、34、37、40周予，VAC/VI组为第1、7、16、22、28、34、40周予。<1岁，40mg/kg/次；≥1岁，1.2g/m²/次。

美司那（Mesna）：360mg/m²/次，于环磷酰胺0、3、6、9小时予。

伊立替康（Irin）：于长春新碱后静点，90min入，剂量为50mg/m²/次，单日最大≤100mg/天。第4、10、19、25、31、37周，每疗程连用5天。

b：ARST0531方案结果显示，VAC组与VAC/VI交替组EFS大致相同，但VAC/VI组较VAC组骨髓毒性更轻，腹泻反应更重。在ARST1431中，沿用VAC/VI交替42周，在此基础上随机应用坦罗莫斯（15mg/m²/次）静点30~60分钟，第1~12周，第21~42周的第1天使用，后予环磷酰胺+长春瑞滨维持治疗。

c：欧洲EpSSG RMS 2005临床试验完成两项独立的随机对照研究。在前期化疗中，将患儿随机分为IVA×27周组，以及（IVA+ADR）×12周+IVA×15周组，结果显示增加阿霉素只会增加毒性，并不改善预后。因此IVA方案作为EpSSG RMS中危组方案的骨架。IVA方案包括异环磷酰胺3g/m²/次，长春新碱1.5mg/m²，放线菌素D 1.5mg/m²。若年龄为6~12个月，或体重<10kg，异环磷酰胺为100mg/kg/次，长春新碱0.05mg/kg/次，放线菌素D0.05mg/kg/次。

d：EpSSG RMS 2005的另一项随机对照试验为在结束IVA×27周化疗或（IVA+ADR）×12周+IVA×15周化疗后，将患儿随机分为停药组及维持治疗组，结果长春瑞滨+环磷酰胺口服维持治疗组可显著提高PFS及OS。长春瑞滨25mg/m²/次，静点，每周1次，第1、2、3、5、6、7、9、10、11、13、14、15、17、18、19、21、22、23周第一天予；环磷酰胺25mg/m²/天，共24周。

儿童肿瘤

第三章 RMS的全身治疗

027

e：上述 COG 及 EpSSG 方案均为北美及欧洲的一线治疗方案。考虑我国实情，仅推荐在有经验的儿童肿瘤中心借鉴使用。

f：COG-ARST1431 中，对 TNM1-2 期、IRSI-Ⅱ、Ⅲ（眼眶），融合基因阴性的腺泡状 RSM 采用和低危组相同的化疗方案。

第三节　高危组 RMS 的化疗

表 1-3-3　高危组 RMS 的化疗

Ⅰ级推荐	Ⅱ级推荐	Ⅲ级推荐
VAC/VI 交替（第 1~12 周）+VDC/IE 交替（第 16~27 周）+VAC/VI 交替（第 28~32 周）+VDC/IE 交替（第 33~54 周）ᵃ	西妥木单抗ᵉ（cixutumumab）	VIVA（长春瑞滨+异环磷酰胺+长春新碱+放线菌素 D）ᵉ
VI（第 1~6 周、20~25 周、47~52 周）+VDC/IE 交替（第 7~19 周，第 26~34 周）+VAC（第 38~46 周）ᵇ	替莫唑胺ᶜ	--
IVADo×12 周+IVA×15 周+/-贝伐单抗+（环磷酰胺 + 长春瑞滨）×24 周+/-贝伐单抗ᵈ	--	--

注：

a：我国 CCCG-RMS-2016 协作组方案中，高危组患儿采用 VAC/VI 交替+VDC/IE 方案交替。化疗药物如下：

长春新碱（VCR）：静推，第 1、2、3、4、5、6、7、8、9、10、11、12、16、17、18、22、28、31、33、39、45、48、51 周。<1 岁，0.025mg/kg/次；1~3 岁，0.05mg/kg/次；>3 岁，1.5mg/m²/次。

放线菌素 D（ADM）：静点，1~5 分钟入，第 1、7、28、45 周，每周 1 次；最大单次剂量 2.5mg。<1 岁，0.025mg/kg/次；≥1 岁，0.045mg/kg/次。

环磷酰胺（CTX）：静点 1 小时入，VAC 组为第 1、7、16、22、28、33、39、45、51 周。<1 岁，40mg/kg/次；≥1 岁，1.2g/m²/次。

美司那（Mesna）：360mg/m²/次，于环磷酰胺 0、3、6、9 小时予。

伊立替康（Irin）：于长春新碱后静点，90min入，剂量为50mg/m²/次，单日最大≤100mg/天。第4、10、31、48周，每疗程连用5天。

阿霉素（ADR）：30mg/m²/天，连用2天，静点6小时入。第16、22、33、39、51周。

异环磷酰胺（IFO）：1.8g/m²/天，连用5天，静点1小时入。第19、25、36、42、54周。

美司那（Mesna）：360mg/m²/次，于环磷酰胺0、3、6、9小时予。

依托泊苷（VP-16）：100mg/m²/天，连用5天，静点4小时入。第19、25、36、42、54周。

b：COG ARST0431对转移性RMS（<10岁的转移性胚胎型RMS除外）采用多种药物联合化疗，同时采用伊立替康作为放疗增敏剂。结果显示，Oberlin危险因素包括：年龄>10岁或<1岁，原发于预后不良部位，3个及以上的转移部位，骨/骨髓受累，与预后显著相关。存在1个及以下Oberlin危险因素者，预后好于历史对照组，EFS为67% vs. 44%。存在1个以上Oberlin危险因素者，预后较历史对照组无显著改善，EFS19% vs.14%。

c：COG ARST08P1在ARST0431方案基础上，加用西妥木单抗或替莫唑胺，结果显示3年EFS为16%及18%。小于2个Oberlin危险因素较≥2个危险因素，EFS为38%及9%。西妥木单抗为胰岛素样生长因子-1受体（IGF-IR）人单抗，IGF-IR在各种人类肿瘤中普遍过表达，在肿瘤的增殖和抗凋亡信号通路中发挥重要作用。

d：EpSSG-BERNIE研究显示，在IVADo+IVA前期化疗及后期环磷酰胺+长春瑞滨维持治疗骨架上加入贝伐单抗，在aRMS组治疗反应率为64%及53.1%，在eRMS组治疗反应率为66.7%及53.3%。2年EFS在两组间均为41%。

e：一项来自意大利的最新研究结果显示，对转移的RMS采用长春瑞滨、异环磷酰胺、长春新碱和放线菌素D（VIVA）方案，早期治疗反应率高，全部4例均达PR，中位随诊时间11个月患儿均生存。长春瑞滨（VNR）：25mg/m²，静点6~10分钟，第8、15天；IVA：异环磷酰胺3g/m²，静点，第1、2天；长春新碱1.5mg/m²，最大剂量2mg/次，第1天；放线菌素D1.5mg/m²，最大剂量2mg/次，第1天。

第四节 难治复发 RMS 的全身治疗

表 1-3-4　难治复发 RMS 的化疗

Ⅰ级推荐	Ⅱ级推荐	Ⅲ级推荐
长春瑞滨+环磷酰胺+贝伐单抗或坦罗莫斯[a]	托泊替康+卡铂×6周+托泊替康+环磷酰胺/依托泊苷+卡铂交替×12周[f]	异基因造血干细胞移植[g]
复发后 UR 组（存在可测量瘤灶，未暴露过伊立替康）：VI（6周）+DC/VI/IE 交替；若对 VI（6周）无反应，则 DC/IE+TPZ[b] 复发后 UR 组（无可测量瘤灶/暴露过伊立替康）：DC/IE+TPZ[c] 复发后 FR 组：DC/IE 交替[d]	--	安罗替尼[h]
VIT×12疗程[e]	--	--

注：

a：COG ARST0921 将首次复发的 RMS 随机接受贝伐单抗或坦罗莫斯，联合长春瑞滨+环磷酰胺，每21天一个循环，共12个循环。结果显示坦罗莫斯组较贝伐单抗组有更高治疗反应率（47% vs. 28%）及 EFS（69.1% vs. 54.6%）。

b：美国 COG ARST0121 方案为随机对照研究，将复发 RMS 分为 UR 组及 FR 组。其中 UR（unfavorable risk）组（初诊时 TNM2-4期，IRS Ⅱ-Ⅳ组的胚胎型 RMS；TNM1期，IRSI 组的胚胎型 RMS 经过 VA 方案化疗后出现远处复发，或经过 VAC 方案化疗后出现复发；腺泡型 RMS），存在1处及以上可测量的病变（直径大于 1cm），之前未暴露过伊立替康，采用 VI 窗口疗法，若对窗口疗法有反应，予 DC/VI/IE 交替共50周；若对 VI 无反应，则后期采用不包括 VI 的方案化疗，同时加用替拉扎明（Tirapazamine）。

c：入组时为存在 UR 特征的首次复发进展的 RMS，无可测量的瘤灶，或之前曾暴露过伊利替康，或者拒绝接受 VI 窗口疗法，接受DC/IE交替化疗+替拉扎明。

d：对FH（favorable risk）特征（TNM 1期，IRS 1组，胚胎型，未用过环磷酰胺治疗，出现首次局部及区域复发）的复发RMS患儿，接受DC/IE联合化疗。

e：欧洲EpSSG随机2期临床研究，对难治复发RMS随机给予VI或VIT方案，其中长春新碱1.5mg/m²/次，D1、D8静推；伊立替康50mg/m²/次 静点，D1-5；替莫唑胺第1疗程125mg/m²/次 D1-5 口服，若无严重不良反应，第2疗程起150mg/m²/次D1-5 口服；共12疗程，若期间进展，或发生不可接受的不良反应，则终止。第12疗程后治疗需个体化。结果显示VIT方案可显著提高疗效。

f：意大利软组织协会，对难治复发RMS采用托泊替康+卡铂2疗程，后予托泊替康+环磷酰胺与依托泊苷+卡铂交替共4疗程，结果显示治疗总反应率37.5%，但OS仅为17%，且为小样本临床研究，建议需要在有经验的儿童肿瘤中心讨论后使用。

g：Kristin等，对包括RMS在内的难治复发软组织肉瘤采用EP-OCH-F诱导后，予环磷酰胺、氟达拉滨、马法兰预处理，后予HAL匹配的外周血造血干细胞移植。结果显示：异基因造血干细胞移植在该人群中安全，并且在接受异基因造血干细胞移植时已无明显瘤灶患者，显示出比使用标准疗法更高的生存率。移植后观察到肿瘤和正常组织的化学和放射敏感性增强。研究显示大剂量化疗后予自体干细胞挽救未显示出治疗优势。关于难治复发RMS的异基因移植治疗，需在有条件的儿童血液肿瘤中心，经肿瘤内科及移植科专家讨论后决定。

h：安罗替尼是一种小分子多靶点酪氨酸激酶抑制剂，其中一项适应证为既往至少接受过含蒽环类化疗方案后复发进展的软组织肉瘤。目前尚无关于小于18岁应用的有效性及安全性报告，只有少量临床研究提示对晚期RMS有效。建议需要在有经验的儿童肿瘤中心，经专家讨论后使用。

— 第四章 ————————————————

RMS 的局部治疗

第一节　RMS 的手术治疗

1　外科边界的定义

表1-4-1　RMS外科手术治疗边界评价

外科边界评价	切除范围
R0	肿瘤完全切除，无镜下残留
R1	肿瘤肉眼完全切除，存在镜下残留
R2	肿瘤不完全切除，存在肉眼残留

2　不同原发部位外科手术原则

表1-4-2　RMS不同原发部位外科手术原则

原发部位		手术方案	推荐等级
头颈部	眼眶	仅限于活检 眼眶内容物清除术选择性地用于复发性疾病	Ⅰ级推荐
	非眶/非脑膜旁	原发肿瘤的广泛切除（在没有功能损害的情况下）、临床诊断淋巴结受累情况下行同侧颈部淋巴结取样	Ⅰ级推荐

原发部位		手术方案	推荐等级
泌尿生殖系统	睾丸旁	根治性睾丸切除术（经腹股沟切口）	Ⅰ级推荐
		同侧腹膜后淋巴结清扫术（IR-PLND）（>10岁）	Ⅱ级推荐
		对侧睾丸移位术（须阴囊放疗时，可暂时移位到相邻的大腿）	Ⅲ级推荐
	外阴/阴道/子宫	保守的局部肿瘤切除术（延迟切除）	Ⅰ级推荐
		仅活检，放化疗后再次活检	Ⅱ级推荐
	膀胱/前列腺	膀胱部分切除术（膀胱顶）	Ⅰ级推荐
		保留膀胱的肿瘤局部切除术（延迟初次切除）	Ⅰ级推荐
		根治性膀胱全切除术（延迟术后残留活性肿瘤、复发）	Ⅲ级推荐
躯干/四肢		一期广泛局部切除术（可切除肿瘤）	Ⅰ级推荐
		初次再切除（扩大切除术）	Ⅰ级推荐
		前哨淋巴结活检	Ⅱ级推荐
胸腔/腹膜后/盆腔		一期局部切除术（可切除肿瘤）	Ⅰ级推荐
		延迟初次切除（不可切除肿瘤）	Ⅰ级推荐

注：RMS分期主要采用国际儿科肿瘤研究协会TNM术前分期系统和美国IRS术后病理分期系统，外科边界评价遵循UICC的R0/R1/R2切除标准。

RMS外科原则：完全广泛切除原发肿瘤、保证安全边缘，保留美观和功能。

RMS外科治疗因肿瘤发生部位不同而原则不同，要根据部位不同讨论决策。

虽然广泛局部切除是最佳方法，但多少为足够切缘，仍存争议。一些研究建议安全边缘为2cm，但很大程度上是经验性的，对大多数儿童不切实际。如头颈部RMS，由于解剖学限制，窄切缘（<1 mm）是可以接受的。

在初次切除术后有微小残留，可在开始化疗前进行第二次手术（初次再切除）切除原发瘤床，前提是可在不丧失外形和功能情况下完全切除肿瘤，可改善预后。如初次切除不以恶性肿瘤手术准备的（最初切除时没有怀疑恶性肿瘤），也应考虑初次再切除。

与单独活检相比，没有证据表明减瘤手术（预计会肉眼残留的手术）可改善预后；因此，不建议对RMS进行减瘤手术。

对肿瘤体积较大、紧邻重要血管、神经或骨的RMS，术前新辅助放疗可能有助增加手术局部控制率（除非对新辅助化疗不敏感或特殊部位），活检和新辅助治疗后延迟切除比部分或不完全切除效果更好，可较破坏性手术获更好预后。

多数情况下为保证肢体功能，手足部RMS要完全切除常不可能。COG研究显示，对这部分儿童，放疗和化疗可100%达到10年局部控制，避免截肢。

对肢体RMS，COG-STS建议对所有肿大或临床可疑淋巴结进行活检，如果不可行，需将临床异常淋巴结区域纳入放疗计划。

在躯干和四肢RMS中临床未发现肿大淋巴结，建议行前哨淋巴结活检，这是一种比随机取样更能准确评估区域淋巴结的方法，须由有经验的外科医生完成。

胆道RMS，过去认为是有利部位，但最近COG对低风险组研究发现预后不佳。

睾丸旁RMS的淋巴结转移率高达26%~43%，所有睾丸旁RMS应行腹部和盆腔增强CT扫描以评估淋巴结受累情况。

对I组、<10岁且CT扫描未示淋巴结肿大的睾丸旁RMS，不需要腹膜后淋巴结活检/取样，但建议每3个月复查一次。对影像学可疑阳性者，建议腹膜后淋巴结取样（但不是淋巴结清扫）。目前，COG-STS研究中所有10岁及以上睾丸旁RMS儿童均行同侧腹膜后淋巴结清扫术。

目前对膀胱/前列腺RMS的治疗强调尽量通过化疗、放疗等综合治疗保留膀胱，避免一期行根治性器官摘除术。若肿瘤经规范足疗程综合治疗后残留肿物仍具活性且无法局部切除，则应行根治性器官摘除手术。

关于可切除和不可切除肿瘤的定义。可切除肿瘤是指通过外科手术可在安全边界下完整切除的肿瘤。

对不可切除肿瘤的定义仍有争议，一般是指通过手术无法获得安全边界的肿瘤。或肿瘤切除后会造成重大功能障碍，甚至严重时危及生命。常见四种情况：①肿瘤巨大或累及重要脏器；②肿瘤包绕重要血管神经；③肿瘤多发转移，难以通过手术控制；④合并严重内科疾病可致致命手术风险。

第二节 RMS转移病灶的手术治疗

表1-4-3 RMS转移病灶手术治疗

原发部位	手术干预	推荐等级
四肢	前哨淋巴结活检	Ⅱ级推荐
睾丸旁	同侧腹膜后淋巴结清扫术（IR-PLND）（>10岁）	Ⅱ级推荐
任何原发部位发生肺转移	肺转移瘤切除术（放化疗后的持续性病灶）	Ⅱ级推荐

注：RMS转移灶最常见累及肺（58%）、骨（33%）、区域淋巴结（33%）、肝（22%）和脑（20%）。参加IRS-Ⅲ患者，14%在诊断时是临床Ⅳ组。易发生转移的原发部位包括四肢（23%）、脑膜旁（13%）、腹膜后、躯干和胸腔等部位。转移率低的原发部位有眼眶（1.8%）、非脑膜旁或非眼眶的头颈部（4.5%）和泌尿生殖系统部位。转移性疾病是影响RMS临床预后最重要的单一因素。3年FFS仅为25%。

正如前述，区域淋巴结转移随原发部位（四肢最高）不同而不同，影响存活率。

肺是RMS转移最常见部位。肺转移似比多部位转移或转移到骨或肝的预后更好。

RMS对化疗高度敏感，许多转移的RMS（4期，M1，Ⅳ组）无手术切除的适应证。COG建议对病变部位放疗。放化疗后的持续性或复发病灶需切除，以诊断和减轻肿瘤负荷。

第三节 RMS的放疗

1 适应证

RMS胚胎型IRS-Ⅰ期患者术后可不做放疗，Ⅱ~Ⅳ期患者术后则须放疗。腺泡型RMS易有局部复发，故Ⅰ期也须做放疗。

2 与全身治疗的时序配合

对于手术已经完全切除瘤灶者，可于术后1月左右，伤口完全愈合后开始放疗。

对于无法手术的患者，放疗最常在4个周期的诱导化疗后开始，但也可在全部化疗结束后进行，目前无研究表明两者之间存在疗效差异。对于肿瘤较大无法手术者，建议放疗时间在原发瘤灶4个周期化疗后，转移瘤灶可延迟到8个周期化疗后。

对于伴颅底侵犯的患者，有明显压迫症状，需要紧急放疗者，可于化疗开始时同步开始放疗。

对于年龄较小的患者，可考虑优先进行化疗并在化疗后期开始放疗。

放疗与化疗可同步进行，同步放化疗可能会加重治疗期间患儿副反应，从而造成治疗中断。常见引起治疗中断的副反应包括：骨髓抑制、局部放射性皮炎和黏膜炎等。为降低上述副反应发生概率及程度，应合理进行放疗靶区勾画及计划设计，必要时须降低化疗剂量或延长化疗间隔，避免使用能造成严重骨髓抑制及皮肤、黏膜损伤的药物。

在有条件的情况下，尤其是深部肿瘤邻近重要器官或初次放疗后局部复发的患者再程放疗可以考虑采用质子放疗，能更高的保护靶区周围的正常组织和器官。

转移灶的局部治疗：对于晚期患者，可考虑对引起症状的转移灶进行放疗，减少肿瘤负荷，从而提高患者生活质量、延长患者生存。对于寡转移（远处转移部位不超过5个）的患者，在全身疾病情况控制较好的前提下可考虑采用立体定向放疗（Stereotactic Body Radiation Therapy，SBRT）技术进行转移灶的局部放疗。

对于因各种原因错过最佳放疗时机者，应在患儿身体及其他条件允许的情况下尽快放疗，放疗的剂量不变。对于前期手术及化疗结束半年以上，仍未放疗者，在各项评估均无肿瘤残余的情况下，可以选择密切观察，暂不放疗。对于本条建议，需在有经验的放疗中心，经专家讨论后决定。

3　照射靶区

若无病理学或影像学证据证明区域淋巴结受累，则只需要照射瘤区及周围高危区。若存在淋巴结转移证据，则还要照射淋巴结转移区域以减少局部失败。

4　照射剂量

原则上采用直线加速器 6-MV 的 X 线，1.6~1.8Gy/次，5 次/周。同步加量：有条件的中心可考虑同步予肿瘤或局部高危瘤床区加量，须由有经验的放疗医师及物理师共同制定放疗计划。对于浅表肿瘤可考虑应用电子束放疗，或加用等效补偿物，使靶区剂量达到处方剂量要求。

依据欧洲 EpSSG 指南并同时参考《中国儿童及青少年横纹肌肉瘤诊疗建议 CCCG-RMS-2016》具体剂量详见表 1-4-4。

表 1-4-4　不同危险度分组 RMS 患者放疗推荐剂量

危险度分组	疾病情况	I 级推荐	II 级推荐
低危组	胚胎型 IRS- I 期患者术后	不做放疗	–
	腺泡型 IRS- I 期患者术后	36Gy	–

危险度分组	疾病情况	Ⅰ级推荐	Ⅱ级推荐
	胚胎型、年龄≥10岁、无区域淋巴结转移、预后良好部位、原发灶直径>5cm、IRS Ⅰ期	不做放疗[a]	-
中危组	胚胎型、无区域淋巴结转移、预后良好部位、IRS Ⅱ-Ⅲ期患者	IVA×9周+（IVA×4周+VA×8周）+放疗（41.4~45Gy）[b]	IVA×12周，无放疗[b]
	胚胎型、年龄<10岁、无区域淋巴结转移、预后不良部位、原发灶直径≤5cm、IRS Ⅱ-Ⅲ期	41.4~45Gy	-
高危组	均需要放疗	依据原发灶局部手术情况而决定,建议局部放疗45~50.4Gy	-
头颈部中枢侵犯组	均需要放疗	45Gy（原发于眼眶周围）	
	均需要放疗	50.4Gy（原发于除眼眶外其他中枢侵犯部位）	若原发肿瘤>5cm或诱导化疗效果不佳,其局部复发风险较高,可考虑采用高于50.4Gy的剂量进行治疗[c]

注:
a: 欧洲EpSSG将≥10岁，原发于预后良好部位，IRS Ⅰ组，肿

瘤>5cm，无淋巴结受累的RMS，给予IVA（异环磷酰胺+长春新碱+放线菌素D）×12周+VA×14周方案，无放疗。

b：欧洲EpSSG将任何年龄，任何肿瘤大小，原发于预后良好部位，IRS Ⅱ-Ⅲ组，无淋巴结受累的RMS，给予IVA×9周+（IVA×4周+VA×8周）+放疗或（IVA×12周），无放疗。

c：须严格限制照射体积和正常器官剂量，避免严重副反应发生。

5　放疗照射技术

考虑到对正常器官保护，尤其是考虑到患者生长发育，不推荐采用常规单野式或对穿照射放疗技术（表浅部位肿瘤，拟采用电子线治疗者除外）。建议CT或MR模拟定位，头颈部肿瘤及年龄较小的患儿扫描层厚推荐为2~3mm，其他部位及年龄较大患儿的扫描层厚推荐为3~5mm。体位固定可采用低温热塑板或发泡胶等固定，四肢等特殊部位肿瘤推荐发泡胶固定以减少靶区旋转等原因造成的摆位误差。治疗首选调强放疗技术进行治疗。

— 第五章 ——————————

特殊部位 RMS 的治疗

第一节 头颈部中枢侵犯组 RMS 的治疗

中枢侵犯组是指同时伴有颅内转移扩散、脑脊液阳性、颅底侵犯或者颅神经麻痹中任意一项。肿瘤颅底侵犯：有些肿瘤由颅内向颅外或由颅外向颅内，通过颅底裂孔，或破坏颅底骨质后，在颅内生长。因此部分瘤体位于颅内，而部分瘤体位于颅外。临床上以前、中、后三个颅窝底和岩斜区范围划分。

1 头颈部中枢侵犯组 RMS 的外科治疗

1.1 外科边界的定义

表 1-5-1 头颈部中枢侵犯组 RMS 的外科治疗边界

外科边界评价	切除范围	肿瘤切缘
R0 切除	局部病变完全切除	肉眼及显微镜下切缘阴性
	局部病变扩大切除	
R1 切除	经病灶大部分切除（肉眼下肿瘤完全切除）	显微镜下切缘阳性
R2 切除	经病灶切除或仅活检取样	肉眼可见肿瘤残留

注：外科边界评价采用UICC的R0/R1/R2切除标准：R0为完整切除，肉眼及显微镜下切缘阴性；R1为肿瘤切除不完整并有显微镜下阳性切缘；R2为肉眼下可见肿瘤残留的不完整切除。

1.2　头颈部脑膜旁区RMS的外科治疗原则

RMS最好发的部位为头颈部（约占40%），泌尿生殖道（占25%）和四肢（占20%）。头颈部RMS可分为三个区域，分别为脑膜旁区、眼眶区和非眼眶非脑膜旁区。其中，脑膜旁区是指原发部位在中耳—乳突、鼻腔、鼻窦、鼻咽、颞下窝、翼腭窝、咽旁等区域，以及其他距离颅骨1.5cm以内的病灶。

脑膜旁区RMS占头颈部RMS的50%，早期不易发现，且很难完全切除。临床可表现为鼻腔或外耳道出现脓血性分泌物，耳道或鼻腔阻塞或吞咽困难。可能会被误认为上呼吸道慢性炎症。出现颅神经系统症状或其他神经系统症状，提示颅底或中枢神经系统侵犯。我国CCCG-RMS-2016协作组方案中，对同时伴有颅内转移扩散、脑脊液阳性、颅底侵犯或颅神经麻痹中任意一项的RMS患儿归入中枢侵犯组。

RMS的外科治疗原则为在保证安全切缘同时广泛切除原发肿瘤，同时应兼顾美观及保留重要结构功能。由于解剖学限制，对于头颈部RMS，<1mm的窄切缘是可以接受的。目前关于脑膜旁RMS的具体外科方案尚无统一推荐。

表 1-5-2　头颈部脑膜旁区 RMS 的外科治疗

原发部位	手术方案	推荐等级
中耳–乳突区	原发病灶活检术[a]	Ⅱ级推荐
	原发肿瘤的广泛切除[b]	Ⅲ级推荐
鼻腔、鼻窦、鼻咽部	原发肿瘤的广泛切除[c]（鼻内镜下鼻腔及鼻窦肿瘤切除术）	Ⅱ级推荐
颞下窝、翼腭窝区	原发肿瘤的广泛切除[d]	Ⅱ级推荐
咽旁区	原发肿瘤的广泛切除（颈外入路咽旁间隙肿瘤切除术）±局部淋巴结清扫术[e]	Ⅱ级推荐

注：

a：中耳–乳突区 RMS，常累及颞骨及颅底骨质，伴中枢系统侵犯，局部完全切除常较困难且易造成邻近器官及功能的严重损伤。因此，该部位 RMS 的治疗推荐为原发病灶活检手术，并结合化疗、原发病灶和周围亚临床病灶区放疗的整合治疗方案。周围亚临床病灶区主要指局部区域淋巴结，若有局部淋巴结受累要行局部淋巴结区放疗。具体化疗及放疗方案详见化疗和放疗章节。

b：根据病变范围，原发肿瘤的切除可选择颞骨全切除术、颞骨次全切除术、乳突根治术和岩尖切除术等，侵犯中枢神经系统的病变可酌情行颅底修复手术。

c：对不伴中枢神经系统侵犯的鼻腔、鼻窦及鼻咽部 RMS，原发灶切除常用鼻内镜下鼻腔及鼻窦肿瘤切除术。若原发灶范围大，可先行化疗使病变缩小后再行原发灶切除术。对侵犯中枢神经系统的鼻腔、鼻窦及鼻咽部 RMS，以化疗及局部放疗为主，4～8 疗程后再评估酌情行原发灶切除术以获阴性切缘。

d：翼腭窝、颞下窝区 RMS，常累及下颌骨及颅底骨质，术式常用翼腭窝、颞下窝肿物切除术联合下颌骨部分切除术及颅底外科手术，以实现完全切除，局部缺损较大时可行游离皮瓣行修复重建。伴中枢侵犯者，应以化疗及局部放疗为主，应由耳鼻咽喉头颈外科、口腔颌面外科联合神经外科共同完成。

e：咽旁区 RMS，外科方案为原发肿瘤广泛切除，常用颈外入路咽旁间隙肿瘤切除术，有局部淋巴结受累则行局部淋巴结清扫术，术后行放化疗，具体方案详见相关章节。若原发肿瘤范围大或侵犯颅底并伴有中枢神经系统侵犯者，可先行化疗和（或）放疗待肿瘤缩小后行二次手术切除原发灶，有局部淋巴结受累则行局部淋巴结清扫术。

f：中枢侵犯组预后差。AIEOP软组织肉瘤委员会一项109例非转移性脑膜旁区RMS分析报告，更密集的强化疗及手术、放疗策略的改善，使得五年OS从最初40%上升到72%，而其他部位出现的RMS不良肿瘤特征，如组织学、侵袭性或淋巴结受累，不能预测脑膜旁区RMS的预后。

2 中枢侵犯组RMS的化疗

表1-5-3 中枢侵犯组RMS的化疗方案

Ⅰ级推荐	Ⅱ级推荐	Ⅲ级推荐
VAI/VACa/VDE/VDI交替共16周[a]	参照中危组及高危组方案[b]	参照中危组及高危组方案[b]
参照中危组及高危组方案[b]		

注：

a：我国CCCG-RMS-2016协作组方案，对存在颅内侵犯、颅底骨侵犯、颅神经麻痹、脑脊液阳性任意一项的RMS归入中枢侵犯组。采用包括长春新碱、异环磷酰胺、线菌素D、卡铂、依托泊苷和阿霉素在内的六药联合方案。VAI：长春新碱＋放线菌素D＋异环磷酰胺；VACa：长春新碱＋放线菌素D＋卡铂；VDE：长春新碱＋阿霉素＋依托泊苷；VDI：长春新碱＋阿霉素＋异环磷酰胺；VAI方案剂量：长春新碱同低中危组，放线菌素D：$1.5mg/m^2$ d1，异环磷酰胺：$3g/m^2$，d1-3（0.3.6.9h予美司那$600mg/m^2$/次）。VACa方案：长春新碱、放线菌素D同VAI方案，卡铂$560mg/m^2$，d1；VDE方案：长春新碱同前，阿霉素：$25mg/m^2$，d1-2；依托泊苷：$150mg/m^2$ d1-3；VDI方案：长春新碱＋阿霉素同VDE，异环磷酰胺同VDI。如24周评估无影像学残留，即处于完全缓解、无瘤状态，25~48周继续原方案；如24周评估可疑残留，可改为VDC（长春新碱＋阿霉素＋环磷酰胺）和IE（异环磷酰胺＋依托泊苷）巩固治疗；全部化疗在48周后完成，总疗程超16个时，考虑个体化调整。如化疗12、24、36周后瘤灶评估处于肿瘤增大或出现新病灶则出组。在2020年CCCG-RMS-2016的初步研究报告及中期研究报告中，已报告中枢侵犯组的研究数据。

b：符合中危或高危组脑膜旁区伴中枢侵犯RMS，对应的中高危组化疗方案适宜。

3 中枢侵犯RMS的放疗

中枢侵犯组首选治疗模式为根治性同步放化疗，若初治放化疗后复发考虑挽救性手术治疗，优势是保留头颈部器官功能，减少损伤。次选治疗模式为手术+辅助放化疗。

3.1 放疗剂量

依据欧洲EpSSG指南并同时参考《中国儿童及青少年横纹肌肉瘤诊疗建议CCCG-RMS-2016》具体剂量详见表1-5-4。

表1-5-4 中枢侵犯RMS放疗推荐剂量

危险度分组	疾病情况	Ⅰ级推荐	Ⅱ级推荐
头颈部中枢侵犯组	均需要放疗	45Gy（原发于眼眶周围）	–
	均需要放疗	50.4Gy（原发于除眼眶外其他中枢侵犯部位）	若原发肿瘤>5cm或诱导化疗效果不佳，局部复发风险较高，可考虑采用高于50.4Gy的剂量治疗[a]

注：须严格限制照射体积和正常器官剂量，避免严重副反应发生。

3.2 放疗照射技术

考虑到对正常器官的保护，尤其是考虑到患者生长发育，不推荐采用常规单野式对穿照射放疗技术。建议 CT 或 MR 模拟定位，年龄较小的患儿扫描层厚推荐为 2mm，年龄较大患儿的扫描层厚推荐为 3mm。体位固定可采用低温热塑板或发泡胶等固定，发泡胶固定可以减少靶区旋转等原因造成的摆位误差。治疗首选调强放疗技术进行治疗。

第二节 胆道 RMS 的治疗

胆道 RMS（rhabdomyosarcoma of biliary tree，RMS/BT）很罕见，仅占所有儿童 RMS 的 0.5%，通常发生在胆总管，也可起源于肝内、外胆道的任何部位，临床常表现为黄疸和高胆红素血症，需与胆总管囊肿、神经母细胞瘤、肝肿瘤等鉴别诊断。临床分期采用 TNM 术前分期和 IRS 术后病理临床分期。

RMS/BT 发病率低，国内外无统一治疗方案及相关指南推荐。以综合治疗为主，对原发肿瘤不能一期切除者，应选择化疗、手术和放疗，以改善预后和风险分层，提高治愈率。

1 活检

RMS/BT 起病隐匿，大部分就诊时已属晚期，难以一期切除原发肿瘤，可先行活检明确诊断后，先化疗再手术。

2 手术方案的选择

表1-5-5 胆道RMS手术方案

原发部位	手术方案	推荐等级
肝外胆道来源	推荐原发肿瘤、受累胆管及胆囊切除，并行肝外胆道重建，重建方式须据术中肿瘤侵袭及大小选择（如Roux-en-Y胆道空肠吻合术、肝门空肠吻合术、左右肝管空肠端侧吻合术、肝总管空肠端侧吻合术等）	Ⅱ级推荐
肝内胆管来源	推荐行原发肿瘤+肝部分切除术	Ⅱ级推荐
累及胆总管末端	Whipple手术	Ⅲ级推荐

注：手术在儿童RMS/BT的治疗中非常重要，主要目标是保证镜下切缘阴性情况下完全切除肿瘤。RMS/BT分组以手术切缘病理为基础，由手术切缘肿瘤残留情况而定，与预后及术后放疗剂量有关。针对一期可切除的原发肿瘤，手术方案的选择须据肿瘤原发部位判断。

3 解除梗阻

若胆道梗阻症状严重，可经内镜逆行胆道造影（ERCP）或经皮穿刺胆道造影等方式了解胆道梗阻及肝内外胆管扩张情况，也可行部分肿瘤切除、置入胆道引流管等分流胆汁，减少胆汁淤积，成人胆囊癌治疗指南推荐应用经内镜胆道引流术，但国内条件有限，可开展儿童ERCP的单位不多。

4 化疗

表1-5-6 胆道RMS化疗方案

肿瘤分组	化疗方案	推荐等级
低危组	VAC	I级推荐
中危组	VAC VAC/VI交替	I级推荐
高危组	VAC/VI/VDC/IE交替	I级推荐

注：RMS/BT根据年龄、肿瘤大小、组织病理亚型、TNM分期不同，可分为低危、中危和高危组，普遍对化疗敏感，均可适用RMS经典的VAC化疗方案（长春新碱+放线菌素D+环磷酰胺）。中危组也可在VAC化疗基础上加用伊立替康与长春新碱，以提高局部治疗效果。高危组可联合用VDC（长春新碱+阿霉素+环磷酰胺）和IE（异环磷酰胺+依托泊苷）巩固化疗。

5 放疗

RMS/BT对放疗也较敏感，对手术困难和重要功能区无法完全切除的部位，放疗有独特优势。IRS研究推荐除胚胎型I组RMS不需放疗外，其余均需放疗。所有Ⅲ组建议给予放疗总量为50.4Gy。常规分割放疗与超分割放疗无明显区别，可采用多次、较长期小剂量放疗，以减少早期及晚期的放射线损伤。

6 肝移植治疗

对于局部晚期，接受化疗后仍不能切除者，建议行肝移植治疗，但后续移植相关并发症也严重威胁生命健康，对其长期预后有显著影响。

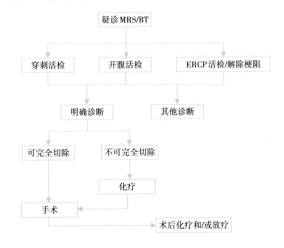

图 1-5-1 疑诊 RMS 的诊断治疗流程

第三节 子宫、阴道及外阴 RMS 的治疗

1 阴道 RMS 的治疗原则

阴道 RMS 通常为融合基因阴性，组织学为葡萄簇状细胞型，通常向阴道腔内生长，突出外阴。融合基因阳性腺泡型、侵犯临近结构组织的 RMS 在阴道 RMS 中不常见。这类肿瘤化疗反应好。

治疗前评估：盆腔 MRI，膀胱镜、阴道镜，直肠阴道指诊，还需活检，活检可通过息肉切除术或切口活检来实现，不需切除阴道壁。术中应收集足够数量的组织，以确诊并行进一步分子或基因分析。

化疗前阴道肿瘤完全切除通常不可能，也无必要。阴道RMS化疗反应好，故无须积极前期切除。应避免首次行肿瘤完全切除，但对非常小、局限性好、边界清楚的肿瘤可在对正常局部结构破坏最小情况下大体切除。

区域淋巴结（腹股沟淋巴结）转移极少见，不推荐常规手术切除淋巴结评估。在初始影像学评估时怀疑淋巴结转移应在首次手术或活检时进行评估。

对肉眼或镜下残留者，不建议为实现完全切除而行辅助治疗前再次切除。

表 1-5-7　阴道 RMS 治疗原则

	I级推荐	II级推荐	不推荐
初始治疗	非根治性切除[a]	积极初始手术治疗[b]	辅助治疗前行R0切除[c]
辅助治疗	初次保守手术后行初次化疗及选择性放疗[d]	—	—

注：

a：女性生殖道RMS初始手术治疗推荐非根治性手术（盆腔扩大切除、子宫切除术、阴道切除术），以期能保留相应脏器功能，接受非根治性手术者生存率无下降且手术相关并发症降低。

b：小而局限、边界清楚的肿瘤，可在对正常局部结构最小损害情况下大体切除。完全切除可能性常难以判断，故大多数患者最好采用保守的器官保留手术，仅限于获取组织进行诊断。

c：不推荐IRS II、III阴道RMS在接受辅助治疗前获得完全切除

（R0切除），术后有大体残留及镜下残留者行再次切除。

d：通过化疗及保守手术治疗部分患儿可达长期缓解。阴道 RMS 的放疗原则与其他部位 RMS 放疗原则相同。对于 IRS Ⅲ 组患儿，接受低剂量环磷酰胺化疗且不予放疗者，局部复发率高。儿童接受阴道放疗潜在的远期不良反应较大，特别是年龄小于 2 岁的患儿，COG 方案中小于 2 岁的阴道 RMS 患儿可不接受放疗，可考虑其他局部控制措施，如质子治疗或粒子植入。

2 阴道 RMS 的局部治疗

应避免在外阴/阴道/子宫部位进行根治性手术。接受化疗和根治性放疗（外部放疗和近距离放疗）在保留功能方面取得了良好疗效。COG-ARST0331 研究报告，未接受放疗Ⅲ组阴道肿瘤局部复发率高得令人无法接受。

表 1-5-8　阴道 RMS 局部治疗

治疗	Ⅰ级推荐	Ⅱ级推荐
手术	活检[a] 诱导化疗后未达到 CR，行阴道镜活检 若 6 疗程后无反应，或预后不良病理类型，须进一步局部治疗[d] 避免阴道切除术	保留器官且 R0 切除二次手术；部分阴道切除、部分或全部子宫颈切除术和子宫颈根治术[b]
化疗	化疗可以达到局部控制，环磷酰胺累积剂量小于 $8g/m^2$ 的患者局部复发率高[c]	—
放疗	未接受或接受低剂量环磷酰胺患者[c] 化疗后未达到 CR 患者[d] 近距离放射治疗优于体外放疗治疗[e-h]，环磷酰胺累积剂量小于 $8g/m^2$ 的患者局部复发率高[c]	—

注：

a：手术主要目的是活检诊断和分期；可疑直肠浸润者应行直肠切除术，任何影像学检查可疑肿瘤浸润病灶都须行活检证实。

b：在大多数情况下，延迟手术仅限于活检或息肉切除术，而不行阴道壁切除术。在阴道镜检查中，对CR不建议进行活检，但对可疑病变，活检有助于确认是否仍存在活的肿瘤细胞。除阴道镜检查和活检以确认无影像学残留疾病是否完全缓解外，延迟手术很少有适应证。少数可实现延迟R0切除可能接受保守但完整的肿瘤切除并保留器官。对阴道上部肿瘤，部分阴道切除术、部分或全部子宫颈切除术和子宫颈根治术（切除宫颈、周围组织和阴道上部）被视为器官抢救手术。此外，对化疗无反应者可能需要外科手术，如部分或全阴道切除术，以治疗残余肿瘤。通常不需行完全的盆腔清除术。如标本切缘阴性，可不行额外RT。应注意避免阴道和直肠受伤。同样，对在完成所有计划治疗后仍不能达CR者，肿块切除作用尚未得到证实。

c：阴道RMS对化疗敏感，是否需要进一步局部治疗主要取决于化疗烷化剂累积剂量。

d：阴道RMS对化疗敏感，融合基因阴性RMSI期应行适当化疗，而不行手术或者放疗；是否需要进一步局部治疗取决于烷化剂化疗药物累积剂量。当预计累计剂量>8g/m²，伴FOXO1基因阴性（组织学为胚胎型或葡萄簇型）化疗3疗程后有任何反应，都应继续化疗，然后进一步评估。若6疗程后可完全缓解，则可不再进一步局部治疗；若6疗程后无反应，或预后不良病理类型，需进一步局部治疗，包括保守性切除和（或）放疗。接受低累积剂量烷化剂（<8g/m²）化疗者，后期局部复发率高，不论化疗反应如何，都应行局部治疗。

e：近距离放疗是一种首选的局部治疗形式。应考虑对未来生育能力的影响，如卵巢接受预期放射量超过耐受，则需要对接受近距离放疗者行腹腔镜或开放式卵巢临时移位术。

f：近距离放疗是RT的一种特殊形式，与体外放疗比，主要优点是靶区体积小。因此，对健康组织影响小，导致功能损害减少。近距离放疗应用须适应儿童解剖结构。因为腔内近距离放疗是最常见的方式，因此，需要创建适应个体的阴道模具。组织间植入放疗可用于外阴RMS，高度浸润性肿瘤可能需要组织间植入放疗和腔内放疗结合。

g：当外科医生在6疗程化疗后行阴道镜检以确定有否残余肿瘤

时，可在不切除阴道壁情况下行活检或切除肿瘤的任何有蒂部分。这可与腹腔镜临时卵巢移位术相结合，并在同一过程中获得阴道印模。确定有残余肿瘤时应启动放疗计划。

h：在开始近距离放疗之前，治疗计划应以跨学科方式进行，包括放射肿瘤学科和儿科外科医生/泌尿科医生。患者可使用铱192（^{192}Ir）或其他同位素的低剂量率（LDR）、脉冲剂量率（PDR）或高剂量率（HDR）进行治疗。通常，在不同时间段，近距离放射的总剂量为50~60 Gy（LDR 和 PDR）或 27.5~36 Gy（HDR）。残余疾病应被认为是近距离放疗的靶器官体积，但许多人认为整个阴道黏膜有原发性阴道肿瘤的风险。近距离放疗时目标体积由全身麻醉下的临床检查和任何相关成像（最常见的是 MRI）确定。可以放置手术夹，以帮助在 CT 扫描上确定肿瘤范围。

3 子宫RMS的治疗原则

病理类型为 FOXO1 融合-阴性的胚胎型 RMS。子宫 RMS 患者的 Ⅳ 期疾病发病率较高。

对子宫颈 RMS，应采用与阴道肿瘤相同的原则和专家共识。此外，除了腹部和骨盆的 MRI 扫描外，还应在全麻下接受膀胱镜检查及阴道镜检查和指检检查。如直肠出现可疑结果，应行直肠镜检查。通过息肉切除术或切口/切除（刮宫）活组织检查经阴道行活组织检查。对小的有蒂肿瘤，宫颈部分切除被认为是一种保守切除术，应在适用情况下进行。由于化疗反应好和出于保留器官功能的目的，不建议初始行子宫切除术或盆腔扩大清除术在内的根治性手术。

与阴道 RMS 类似，只有在保留器官功能前提下，对较小且可完全切除 RMS 的情况才能进行初始根治性手术。

4 子宫 RMS 的局部治疗

表 1-5-9 子宫 RMS 的局部治疗方案

治疗	I级推荐	II级推荐	不推荐
手术	活检&分期[a] 延迟保守手术：诱导化疗后未达 CR（活检证实残余肿瘤），术式根据部位选择部分或全部宫颈切除术、子宫颈根治切除术、腹式子宫切除术[a、b]	宫颈 RMS 根治性切除术[c] 卵巢切除术[b] 卵巢转位手术[d]	预防性子宫切除及盆腔扩大清除术 子宫颈 RMS 广泛切除术，经阴道子宫切除术[b]
化疗	化疗可以达到局部控制，行宫腔镜或者腹腔镜检查，或腹腔镜活检确定有无达到 CR[e]	—	—
放疗	未接受或接受低剂量环磷酰胺（磷酰胺累积剂量<8g/m^2）患者 诱导化疗后未达 CR（活检证实残余肿瘤）[a] 术后切缘阳性 根据机构偏好选择选择近距离放射治疗或体外放射治疗	—	—

注：
a：与阴道 RMS 不同的是，即使影像学提示 CR，也须活检。如影像学上无可见残余肿瘤，则应据肿瘤位置行宫颈内窥镜活检，和/或宫腔镜检查。如果无疾病组织学证据，可省略局部治疗，但须密切随访（前两年每三个月一次，后三年每六个月一次）。所有其他子宫 RMS 都需延迟保守切除和/或 RT（使用外放疗、质子束或近距离放疗）。位于宫颈的残余肿瘤（尤其是息

肉样病变）建议通过部分或全切除宫颈治疗，联合近距离放疗或外放疗/质子束疗法，通常可保存器官。另一种手术选择是子宫颈根治切除术，其中宫颈和阴道上部整体切除，并在残留的子宫和阴道间进行吻合术。子宫颈根治切除术可采用开腹或腹腔镜方法进行。不建议广泛切除。

b：延迟手术治疗：六个新辅助化疗周期后的CR不需二次肿瘤切除，但诱导化疗后子宫体仍存在残留肿瘤者应行腹式子宫切除以实现R0切除，通常可保留远端阴道和卵巢。只有当肿瘤累及卵巢时才须行卵巢切除术。应避免放置腹腔引流管。由于术中视野有限，不建议行经阴道子宫切除术。子宫切除术后放疗适用于术后切缘阳性者。

c：与阴道RMS类似，只有在保留器官功能前提下，较小且可完全切除，才能对宫颈RMS行初始根治性手术。

d：如前所述，使用单独的阴道模具，将近距离放射管插入宫颈，行近距离放疗。根据子宫长度和宫颈导管内停留位置的长度，照射后子宫可能功能不全。对接受近距离放疗的宫颈疾病患者，应行卵巢转位术。

e：诱导化疗（三个周期）后，再评估，包括膀胱镜、阴道镜检查和全麻下双手直肠指检。此外，如阴道肿瘤，建议对腹部和骨盆行MRI扫描。化疗六个周期后再行阴道镜检查评估。可在两次之间进行超声随访，以评估疗效。

5 外阴RMS的治疗

外阴部RMS少见，预后良好，多位于阴唇部，很少位于阴蒂。

手术治疗为主要方式，当化疗和部分阴道切除术不能获得CR时，应行局部放疗。减少近距离放疗容量覆盖率、更好手术适应证和更有效的化疗，有助于提高生存率，避免长期后遗症。

6　保留生育能力的治疗

生育功能保存咨询应在治疗前开始；接受任何烷化剂或盆腔放疗的初潮后女患者，如可在不延迟治疗开始情况下获得卵母细胞；接受盆腔放疗的女患者可接受卵巢移位术；卵巢组织冷冻保存是一种额外的、实验性的生育能力保存方法，可用于接受烷化剂治疗和（或）骨盆放射治疗的月经初潮前和月经初潮后的女患者。不孕症和过早绝经的风险与烷基化剂的剂量成正比；另一种选择是在治疗完成后，在青少年晚期采集卵母细胞并行冷冻保存。

— 第六章 —

RMS 幸存者的长期随访

第一节 整体随访策略

表 1-6-1 RMS 长期整体随访策略

	Ⅰ级推荐	Ⅱ级推荐	Ⅲ级推荐	
治疗结束后随访频率[a]	—	—	第 1 年每 3 个月 1 次	体格检查、血常规、血生化、血压、胸 x 线片,以及原发瘤灶的影像学检查
			第 2~3 年间隔 4 个月 1 次	体格检查、血常规、血生化、血压、胸 x 线片,以及原发瘤灶的影像学检查
			第 4 年间隔 6 个月 1 次[b]	体格检查、血常规、血生化、血压、胸 x 线片,以及原发瘤灶的影像学检查
			第 5~10 年每年 1 次[b]	体格检查、血常规、生化和血压检查
			第 10 年后尽量每年电话随诊[c]	结婚生育、第二肿瘤状况等

注:

a:几乎无前瞻性研究评价随访策略,也未检索到证据级别较高的随访策略研究，仅检索到中国抗癌协会小儿肿瘤专业委员会及国外发表的共识类文献，推荐意见相近，对于随访频率和内容稍有不同，考虑到随访需适应国情及地区经济水平，故推荐建议引自我国《中国儿童及青少年RMS诊疗建议（CCCG-RMS-2016）》。

b：初诊和治疗5年后出现视觉、内分泌、心、肺、神经感觉和神经运动后遗症的风险显著升高。治疗5年后的监测重点在于并发症的监测。

c：表中主要为原发病、脏器功能、第二肿瘤监测等针对所有患儿的普适随访项目，但据原发部位及治疗不同，在其监测治疗长期毒副作用方面有不同侧重。

第二节　头颈部RMS随访

表1-6-2　头颈部RMS随访项目

	Ⅰ级推荐	Ⅱ级推荐	Ⅲ级推荐
随访项目	—	头颈部RMS患儿诊断前5年至少每年测量身高、体重、青春期发育和实验室调查（包括血清IGF-1浓度，IGF-BP3、TSH和FT4）[a]	—
随访项目	—	眼眶、眼窝及鼻旁区域RMS患儿应定期进行眼科监测[b]	—
		至少每半年进行一次牙科检查和颌面发育检查[c]	
		社会心理健康监测应纳入长期监测，并增加与面部外观问题相关的具体调查问卷[d]	

注：

a：通过放疗成功的儿童头颈部RMS幸存者内分泌疾病的风险很高，30%被诊断为垂体功能障碍，GHD是最常见的垂体前叶异常，其次是TSH缺乏症（9%）。有多中心研究数据表明，在头颈部RMS诊断后的11年中位随访时间中，超过三分之一的幸存者患有至少一种内分泌紊乱。头颈部RMS诊断后发生垂体功能障碍的中位时间为3年，主要发生在前5年，危险因素为基于放疗、脑膜旁肿瘤部位和胚胎RMS组织学类型。

b：眼部迟发效应在RMS累及眼眶者中占显著比例，在眼窝或鼻旁RMS中也有类似并发症，两组都要接受定期眼科随访。最常见的眼部并发症是眼窝和鼻旁窦组的白内障和角膜病变。其他眼部并发症包括眼眶发育不全或脂肪萎缩、眼睑位置失调和泪道狭窄。最常见治疗引起的眼部并发症是点状上皮性角膜炎、结膜充血和白内障，这很可能是由于辐射，但也可以归因于治疗方案中的化疗药物，如环磷酰胺和异环磷酰胺。眼附件效应，如眶面骨发育不全，在两组中也很常见，通常是早期放疗的结果。脂肪萎缩引起的眼球内缩在接受过照射的眼眶中更为常见。

c：在接受颅面放疗并存活下来的儿童中，高达80%会出现颌面畸形，并可能在较低年龄组（<5岁）和高剂量治疗发生率更高。头颈部RMS的化疗和放疗联合治疗可导致牙齿和骨骼发育的改变，特别是对小年龄（<5岁）儿童进行治疗时，即使采用调强放疗仍面临同样问题。单纯化疗也可影响骨骼和牙齿的生长和发育。因此对头面部RMS应每半年进行口腔科及颌面发育随访，以早期发现问题和改善生活质量。

d：社会交往很大程度上受面部特征影响，与健康同龄人相比，有颅面症状的儿童更容易受到欺凌，并且与长期幸存者中不良事件的发生率和严重程度，以及对外观和HRQoL的不满有关。头颈部RMS患儿长期生存者的社会心理健康应长期监测，并在系统监测项目中包括与面部外观困难相关的具体调查问卷，之后是量身定制的干预措施，如心理社会护理或重建手术。

第三节　泌尿系统 RMS 随访

表1-6-3　泌尿系统 RMS 随访项目

	Ⅰ级推荐	Ⅱ级推荐	Ⅲ级推荐	
原发病监测[a]	—	—	第 1 年每 3 个月 1 次	体格检查、血常规、生化、胸部 CT 和腹盆腔 B 超或 CT 检查各一次
			第 2~5 年每 6 个月 1 次	体格检查、血常规、生化、胸部 CT 和腹盆腔 B 超或 CT 检查各一次
相关功能监测[b]	—	—	男性患儿成年后勃起功能的评估应纳入长期随访	—

注：

a：几乎无前瞻性研究评价随访策略，对原发病未检索到证据级别较高的随访策略研究、参考文献，证据来源为《膀胱/前列腺横纹肌肉瘤专家共识》，该证据来源为权威机构中华医学会小儿外科学分会泌尿学组发布的专家共识。

b：泌尿系统 RMS，即使接受了膀胱前列腺切除术，部分患者的勃起功能仍能得到保留。且即使在 pde5 抑制剂失效后，静注前列地尔也能有效治疗勃起功能障碍。因此治疗后勃起功能的评估和治疗干预应提供给那些希望性生活的患者，以提高他们的生活质量。

[1] BORINSTEIN S C, STEPPAN D, HAYASHI M, et al. Consensus and controversies regarding the treatment of rhabdomyosarcoma[J]. Pediatric blood & cancer, 2018, 65 (2).

[2] MARTINGIACALONE B A, WEINSTEIN P A, PLON S E, et al. Pediatric Rhabdomyosarcoma: Epidemiology and Genetic Susceptibility[J]. Journal of Clinical Medicine, 2021, 10 (9).

[3] EDUARDO A P, NOOR K, MICHAEL C C, et al. Rhabdomyosarcoma in Children: A SEER Population Based Study[J]. Journal of Surgical Research, 2011, 170 (2).

[4] NAKATA K, ITO Y, MAGADI W, et al. Childhood cancer incidence and survival in Japan and England: A population-based study (1993-2010) [J]. Cancer science, 2018, 109 (2).

[5] BAO P P, ZHENG Y, WANG C F, et al. Time trends and characteristics of childhood cancer among children age 0-14 in Shanghai[J]. Pediatr Blood Cancer, 2009, 53 (1): 13-16.

[6] KASHI V P, HATLEY M E, GALINDO R L. Probing for a deeper understanding of rhabdomyosarcoma: insights from complementary model systems[J]. Nat Rev Cancer, 2015, 15 (7): 426-439.

[7] 樊代明. 整合肿瘤学·临床卷[M]. 北京: 科学出版社, 2021.

[8] DRUMMOND C J, HANNA J A, GARCIA M R, et al. Hedgehog Pathway Drives Fusion-Negative Rhabdomyosarcoma Initiated from Non-myogenic Endothelial Progenitors[J]. Cancer Cell, 2018, 33 (1): 108-124.

[9] PANDA S P, CHINNASWAMY G, VORA T, et al. Diagnosis and Management of Rhabdomyosarcoma in Children and Adolescents: ICMR Consensus Document[J]. Indian J Pediatr, 2017, 84 (5): 393-402.

[10] LI H, SISOUDIYA S D, MARTIN-GIACALONE B A, et al. Germline Cancer Predisposition Variants in Pediatric Rhabdomyosarcoma: A Report from the Children's Oncology Group[J]. J Natl Cancer Inst, 2021, 113 (7): 875-883.

[11] HAMPEL H, BENNETT R L, BUCHANAN A, et al. A practice guideline from the American College of Medical Genetics and Genomics and the National Society of Genetic Counselors: referral indications for cancer predisposition assessment[J]. Genet Med, 2015, 17 (1): 70-87.

[12] PONDROM M, BOUGEARD G, KARANIAN M, et al. Rhabdomyosarcoma associated with germline TP53 alteration in children and adolescents: The French experience[J]. Pediatr Blood Cancer, 2020, 67 (9): e28486.

[13] CRUCIS A, RICHER W, BRUGIERES L, et al. Rhabdomyosarcomas in children with neurofibromatosis type I: A national historical cohort[J]. Pediatr Blood Cancer, 2015, 62 (10): 1733-1738.

[14] KRATZ C P, RAPISUWON S, REED H, et al. Cancer in Noonan, Costello, cardiofaciocutaneous and LEOPARD syndromes[J]. Am J Med Genet C Semin Med Genet, 2011, 157C (2): 83-89.

[15] KRATZ C P, FRANKE L, PETERS H, et al. Cancer spectrum and frequency among children with Noonan, Costello, and cardio-facio-cutaneous syndromes[J]. Br J Cancer, 2015, 112 (8): 1392-1397.

[16] KEBUDI R, DURAL O, BAY S B, et al. Childhood Rhabdomyosarcoma of the Female Genital Tract: Association with Pathogenic DICER1 Variation, Clinicopathological Features, and Outcomes[J]. J Pediatr Adolesc Gynecol, 2021, 34 (4): 449-453.

[17] DOROS L, YANG J, DEHNER L, et al. DICER1 mutations

in embryonal rhabdomyosarcomas from children with and without familial PPB-tumor predisposition syndrome[J]. Pediatr Blood Cancer, 2012, 59（3）: 558-560.

[18] STEWART D R, BEST A F, WILLIAMS G M, et al. Neoplasm Risk Among Individuals with a Pathogenic Germline Variant in DICER1[J]. J Clin Oncol, 2019, 37（8）: 668-676.

[19] KRATZ C P, ACHATZ M I, BRUGIÈRES L, et al. Cancer Screening Recommendations for Individuals with Li-Fraumeni Syndrome[J]. Clinical cancer research: an official journal of the American Association for Cancer Research, 2017, 23（11）.

[20] BALLINGER M L, MITCHELL G, THOMAS D M. Surveillance recommendations for patients with germline TP53 mutations[J]. Curr Opin Oncol, 2015, 27（4）: 332-337.

[21] RIPPERGER T, BIELACK S S, BORKHARDT A, et al. Childhood cancer predisposition syndromes-A concise review and recommendations by the Cancer Predisposition Working Group of the Society for Pediatric Oncology and Hematology[J]. American journal of medical genetics. Part A, 2017, 173（4）.

[22] SCHULTZ K, WILLIAMS G M, KAMIHARA J, et al. DICER1 and Associated Conditions: Identification of At-risk Individuals and Recommended Surveillance Strategies[J]. Clin Cancer Res, 2018, 24（10）: 2251-2261.

[23] VILLANI A, GREER M C, KALISH J M, et al. Recommendations for Cancer Surveillance in Individuals with RASopathies and Other Rare Genetic Conditions with Increased Cancer Risk [J]. Clinical cancer research: an official journal of the American Association for Cancer Research, 2017, 23（12）.

[24] SULTAN I, QADDOUMI I, YASER S, et al. Comparing adult and pediatric rhabdomyosarcoma in the surveillance, epi-

demiology and end results program，1973 to 2005：an analysis of 2，600 patients[J]. J Clin Oncol，2009，27（20）：3391-3397.

[25] 马晓莉，汤静燕. 中国儿童及青少年横纹肌肉瘤诊疗建议（CCCG-RMS-2016）[J]. 中华儿科杂志，2017，55（10）：724-728.

[26] MALEMPATI S，RODEBERG D A，DONALDSON S S，et al. Rhabdomyosarcoma in infants younger than 1 year：a report from the Children's Oncology Group[J]. Cancer，2011，117（15）．

[27] JOSHI D，ANDERSON J R，PAIDAS C，et al. Age is an independent prognostic factor in rhabdomyosarcoma：a report from the Soft Tissue Sarcoma Committee of the Children's Oncology Group[J]. Pediatric blood & cancer，2004，42（1）．

[28] BISOGNO G，COMPOSTELLA A，FERRARI A，et al. Rhabdomyosarcoma in adolescents：a report from the AIEOP Soft Tissue Sarcoma Committee[J]. Cancer，2012，118（3）．

[29] 刘沛，宋宏程. 膀胱/前列腺横纹肌肉瘤专家共识[J]. 临床小儿外科杂志，2019，18（11）：902-905.

[30] ROGERS T，MINARD-COLIN V，COZIC N，et al. Paratesticular rhabdomyosarcoma in children and adolescents-Outcome and patterns of relapse when utilizing a nonsurgical strategy for lymph node staging：Report from the International Society of Paediatric Oncology（SIOP）Malignant Mesenchymal Tumour 89 and 95 studies[J]. Pediatr Blood Cancer，2017，64（9）．

[31] KRISEMAN M L，WANG W L，SULLINGER J，et al. Rhabdomyosarcoma of the cervix in adult women and younger patients[J]. Gynecol Oncol，2012，126（3）：351-356.

[32] GUO Y，HU B，HUANG D，et al. Perianal and perineal rhabdomyosarcomas：a retrospective multicenter study of 35 cases

[J]. BMC Surg, 2021, 21（1）：66.

[33] von MEHREN M, KANE J M, BUI M M, et al. NCCN Guide-lines Insights：Soft Tissue Sarcoma, Version 1.2021[J]. J Natl Compr Canc Netw, 2020, 18（12）：1604-1612.

[34] VAARWERK B, BISOGNO G, MCHUGH K, et al. Indeter-minate Pulmonary Nodules at Diagnosis in Rhabdomyosarcoma：Are They Clinically Significant? A Report From the European Paediatric Soft Tissue Sarcoma Study Group[J]. J Clin Oncol, 2019, 37（9）：723-730.

[35] RICARD F, CIMARELLI S, DESHAYES E, et al. Addition-al Benefit of F-18 FDG PET/CT in the staging and follow-up of pediatric rhabdomyosarcoma[J]. Clin Nucl Med, 2011, 36（8）：672-677.

[36] NORMAN G, FAYTER D, LEWIS-LIGHT K, et al. An emerging evidence base for PET-CT in the management of childhood rhabdomyosarcoma：systematic review[J]. BMJ Open, 2015, 5（1）：e6030.

[37] von MEHREN M, KANE J M, BUI M M, et al. NCCN Guide-lines Insights：Soft Tissue Sarcoma, Version 1.2021[J]. J Natl Compr Canc Netw, 2020, 18（12）：1604-1612.

[38] 王静, 王晓曼, 贾立群.儿童膀胱横纹肌肉瘤的超声诊断[J].中华医学超声杂志, 2018, 15（08）：579-582.

[39] CHOWDHURY T, BARNACLE A, HAQUE S, et al. Ultra-sound-guided core needle biopsy for the diagnosis of rhabdo-myosarcoma in childhood[J]. Pediatr Blood Cancer, 2009, 53（3）：356-360.

[40] ENGLAND R J, AL-ADNANI M, COHEN M C, et al. Cys-toscopy assisted transvesical biopsy of prostatic rhabdomyosar-coma[J]. Pediatr Blood Cancer, 2010, 55（3）：583-585.

[41] SCOTTONI F, De ANGELIS P, DALL'OGLIO L, et al. ER-CP with intracholedocal biopsy for the diagnosis of biliary tract

rhabdomyosarcoma in children[J]. Pediatr Surg Int, 2013, 29 (6): 659-662.

[42] 陆维祺. 腹腔及腹膜后软组织肿瘤的外科治疗: 共识与争议[J]. 中国普外基础与临床杂志, 2016, 23 (03): 263-266.

[43] 韩婧, 田臻, 张春叶, 等. 穿刺活检在儿童及青少年颌面部肿瘤中的诊断价值[J]. 中国口腔颌面外科杂志, 2020, 18 (02): 160-164.

[44] 曲鹏, 于晓玲. 超声引导下穿刺活检在骨骼肌肉系统疾病诊断中的价值[J]. 解放军医学院学报, 2013, 34 (07): 676-679.

[45] RUDZINSKI E R, ANDERSON J R, HAWKINS D S, et al. The World Health Organization Classification of Skeletal Muscle Tumors in Pediatric Rhabdomyosarcoma: A Report from the Children's Oncology Group[J]. Arch Pathol Lab Med, 2015, 139 (10): 1281-1287.

[46] SBARAGLIA M, BELLAN E, DEI T A P. The 2020 WHO Classification of Soft Tissue Tumours: news and perspectives [J]. Pathologica, 2020, 113 (2).

[47] 中华医学会病理学分会儿科病理学组, 中国抗癌协会小儿肿瘤专业委员会病理学组, 福棠儿童医学发展研究中心病理专业委员会. 儿童横纹肌肉瘤病理诊断规范化专家共识[J]. 中华病理学杂志, 2021, 50 (10): 1110-1115.

[48] LEINER J, Le LOARER F. The current landscape of rhabdomyosarcomas: an update[J]. Virchows Arch, 2020, 476 (1): 97-108.

[49] 白月霞, 马阳阳, 冯佳燕, 等. 儿童腺泡状横纹肌肉瘤的临床病理学特征及预后[J]. 中华病理学杂志, 2019 (09): 710-714.

[50] 杨丽, 张红娟, 杨守京. 梭形细胞/硬化型横纹肌肉瘤20例临床病理学观察[J]. 中华病理学杂志, 2020 (04): 336-

337.

[51] ZHAO Z, YIN Y, ZHANG J, et al. Spindle cell/sclerosing rhabdomyosarcoma: case series from a single institution emphasizing morphology, immunohistochemistry and follow-up [J]. Int J Clin Exp Pathol, 2015, 8 (11): 13814-13820.

[52] SEKI M, NISHIMURA R, YOSHIDA K, et al. Integrated genetic and epigenetic analysis defines novel molecular subgroups in rhabdomyosarcoma[J]. Nat Commun, 2015, 6: 7557.

[53] SKAPEK S X, ANDERSON J, BARR F G, et al. PAX-FOXO1 fusion status drives unfavorable outcome for children with rhabdomyosarcoma: a children's oncology group report[J]. Pediatr Blood Cancer, 2013, 60 (9): 1411-1417.

[54] MISSIAGLIA E, WILLIAMSON D, CHISHOLM J, et al. PAX3/FOXO1 fusion gene status is the key prognostic molecular marker in rhabdomyosarcoma and significantly improves current risk stratification[J]. J Clin Oncol, 2012, 30 (14): 1670-1677.

[55] KUBO T, SHIMOSE S, FUJIMORI J, et al. Prognostic value of PAX3/7-FOXO1 fusion status in alveolar rhabdomyosarcoma: Systematic review and meta-analysis[J]. Crit Rev Oncol Hematol, 2015, 96 (1): 46-53.

[56] MONTOYA-CERRILLO D M, DIAZ-PEREZ J A, VELEZ-TORRES J M, et al. Novel fusion genes in spindle cell rhabdomyosarcoma: The spectrum broadens[J]. Genes Chromosomes Cancer, 2021, 60 (10): 687-694.

[57] AGARAM N P, ZHANG L, SUNG Y S, et al. Expanding the Spectrum of Intraosseous Rhabdomyosarcoma: Correlation Between 2 Distinct Gene Fusions and Phenotype[J]. Am J Surg Pathol, 2019, 43 (5): 695-702.

[58] AGARAM N P, LAQUAGLIA M P, ALAGGIO R, et al. MYOD1-mutant spindle cell and sclerosing rhabdomyosarco-

ma: an aggressive subtype irrespective of age. A reappraisal for molecular classification and risk stratification[J]. Mod Pathol, 2019, 32 (1): 27-36.

[59] RODEBERG D A, GARCIA-HENRIQUEZ N, LYDEN E R, et al. Prognostic significance and tumor biology of regional lymph node disease in patients with rhabdomyosarcoma: a report from the Children's Oncology Group[J]. J Clin Oncol, 2011, 29 (10): 1304-1311.

[60] BRENEMAN J C, LYDEN E, PAPPO A S, et al. Prognostic factors and clinical outcomes in children and adolescents with metastatic rhabdomyosarcoma--a report from the Intergroup Rhabdomyosarcoma Study IV[J]. Journal of clinical oncology: official journal of the American Society of Clinical Oncology, 2003, 21 (1).

[61] RANEY R B, WALTERHOUSE D O, MEZA J L, et al. Results of the Intergroup Rhabdomyosarcoma Study Group D9602 protocol, using vincristine and dactinomycin with or without cyclophosphamide and radiation therapy, for newly diagnosed patients with low-risk embryonal rhabdomyosarcoma: a report from the Soft Tissue Sarcoma Committee of the Children's Oncology Group[J]. Journal of clinical oncology: official journal of the American Society of Clinical Oncology, 2011, 29 (10).

[62] WALTERHOUSE D O, PAPPO A S, MEZA J L, et al. Shorter-duration therapy using vincristine, dactinomycin, and lower-dose cyclophosphamide with or without radiotherapy for patients with newly diagnosed low-risk rhabdomyosarcoma: a report from the Soft Tissue Sarcoma Committee of the Children's Oncology Group[J]. Journal of clinical oncology: official journal of the American Society of Clinical Oncology, 2014, 32 (31).

[63] WALTERHOUSE D O, PAPPO A S, MEZA J L, et al. Re-

duction of cyclophosphamide dose for patients with subset 2 low-risk rhabdomyosarcoma is associated with an increased risk of recurrence: A report from the Soft Tissue Sarcoma Committee of the Children's Oncology Group[J]. Cancer, 2017, 123 (12).

[64] GARTRELL J, PAPPO A. Recent advances in understanding and managing pediatric rhabdomyosarcoma[J]. F1000Res, 2020, 9.

[65] HAWKINS D S, CHI Y Y, ANDERSON J R, et al. Addition of Vincristine and Irinotecan to Vincristine, Dactinomycin, and Cyclophosphamide Does Not Improve Outcome for Intermediate-Risk Rhabdomyosarcoma: A Report from the Children's Oncology Group[J]. J Clin Oncol, 2018, 36 (27): 2770-2777.

[66] BISOGNO G, JENNEY M, BERGERON C, et al. Addition of dose-intensified doxorubicin to standard chemotherapy for rhabdomyosarcoma (EpSSG RMS 2005): a multicentre, open-label, randomised controlled, phase 3 trial[J]. Lancet Oncol, 2018, 19 (8): 1061-1071.

[67] BISOGNO G, De SALVO G L, BERGERON C, et al. Vinorelbine and continuous low-dose cyclophosphamide as maintenance chemotherapy in patients with high-risk rhabdomyosarcoma (RMS 2005): a multicentre, open-label, randomised, phase 3 trial[J]. Lancet Oncol, 2019, 20 (11): 1566-1575.

[68] WEIGEL B J, LYDEN E, ANDERSON J R, et al. Intensive Multiagent Therapy, Including Dose-Compressed Cycles of Ifosfamide/Etoposide and Vincristine/Doxorubicin/Cyclophosphamide, Irinotecan, and Radiation, in Patients with High-Risk Rhabdomyosarcoma: A Report From the Children's Oncology Group[J]. J Clin Oncol, 2016, 34 (2): 117-122.

[69] MALEMPATI S, WEIGEL B J, CHI Y, et al. The addition of cixutumumab or temozolomide to intensive multiagent chemotherapy is feasible but does not improve outcome for patients with metastatic rhabdomyosarcoma: A report from the Children's Oncology Group[J]. Cancer, 2019, 125 (2).

[70] JULIA C C, JOHANNES H M M, MICHELA C, et al. Open-label, multicentre, randomised, phase II study of the EpSSG and the ITCC evaluating the addition of bevacizumab to chemotherapy in childhood and adolescent patients with metastatic soft tissue sarcoma (the BERNIE study) [J]. European Journal of Cancer, 2017, 83.

[71] FERRARI A, CHIARAVALLI S, ZECCA M, et al. VIVA (vinorelbine, ifosfamide, vincristine, actinomycin-D): A new regimen in the armamentarium of systemic therapy for high-risk rhabdomyosarcoma[J]. Pediatr Blood Cancer, 2020, 67 (11): e28649.

[72] MASCARENHAS L, CHI Y Y, HINGORANI P, et al. Randomized Phase II Trial of Bevacizumab or Temsirolimus in Combination with Chemotherapy for First Relapse Rhabdomyosarcoma: A Report from the Children's Oncology Group[J]. J Clin Oncol, 2019, 37 (31): 2866-2874.

[73] MASCARENHAS L, LYDEN E R, BREITFELD P P, et al. Risk-based treatment for patients with first relapse or progression of rhabdomyosarcoma: A report from the Children's Oncology Group[J]. Cancer, 2019, 125 (15).

[74] DEFACHELLES A, BOGART E, CASANOVA M, et al. Randomized Phase II Trial of Vincristine-Irinotecan with or Without Temozolomide, in Children and Adults With Relapsed or Refractory Rhabdomyosarcoma: A European Paediatric Soft tissue Sarcoma Study Group and Innovative Therapies for Children With Cancer Trial[J]. Journal of clinical oncology: official jour-

nal of the American Society of Clinical Oncology, 2021.

[75] ALESSIA C, MARIA C A, MICHELA C, et al. Topotecan/carboplatin regimen for refractory/recurrent rhabdomyosarcoma in children: Report from the AIEOP Soft Tissue Sarcoma Committee[J]. Tumori Journal, 2019, 105 (2).

[76] KRISTIN B, TERRY J F, SETH M S, et al. Reduced-Intensity Allogeneic Stem Cell Transplantation in Children and Young Adults with Ultrahigh-Risk Pediatric Sarcomas[J]. Biology of Blood and Marrow Transplantation, 2012, 18 (5).

[77] PEINEMANN F, KRÖGER N, BARTEL C, et al. High-dose chemotherapy followed by autologous stem cell transplantation for metastatic rhabdomyosarcoma—a systematic review[J]. PloS one, 2011, 6 (2).

[78] TIAN Z, LIU H, ZHANG F, et al. Retrospective review of the activity and safety of apatinib and anlotinib in patients with advanced osteosarcoma and soft tissue sarcoma[J]. Investigational new drugs, 2020, 38 (5).

[79] WITTEKIND C, COMPTON C C, GREENE F L, et al. TNM residual tumor classification revisited[J]. Cancer, 2002, 94 (9).

[80] CECCHETTO G, BISOGNO G, De CORTI F, et al. Biopsy or debulking surgery as initial surgery for locally advanced rhabdomyosarcomas in children: the experience of the Italian Cooperative Group studies[J]. Cancer, 2007, 110 (11): 2561-2567.

[81] CASANOVA M, MEAZZA C, FAVINI F, et al. Rhabdomyosarcoma of the extremities: a focus on tumors arising in the hand and foot[J]. Pediatr Hematol Oncol, 2009, 26 (5): 321-331.

[82] La TH, WOLDEN S L, SU Z, et al. Local therapy for rhabdomyosarcoma of the hands and feet: is amputation necessary? A

report from the Children's Oncology Group[J]. Int J Radiat Oncol Biol Phys, 2011, 80 (1): 206-212.

[83] WRIGHT S, ARMESON K, HILL E G, et al. The role of sentinel lymph node biopsy in select sarcoma patients: a meta-analysis[J]. Am J Surg, 2012, 204 (4): 428-433.

[84] AYE J M, XUE W, PALMER J D, et al. Suboptimal outcome for patients with biliary rhabdomyosarcoma treated on low-risk clinical trials: A report from the Children's Oncology Group[J]. Pediatr Blood Cancer, 2021, 68 (4): e28914.

[85] LAWRENCE W J, HAYS D M, HEYN R, et al. Lymphatic metastases with childhood rhabdomyosarcoma. A report from the Intergroup Rhabdomyosarcoma Study[J]. Cancer, 1987, 60 (4): 910-915.

[86] FERRARI A, BISOGNO G, CASANOVA M, et al. Paratesticular rhabdomyosarcoma: report from the Italian and German Cooperative Group[J]. J Clin Oncol, 2002, 20 (2): 449-455.

[87] WIENER E S, LAWRENCE W, HAYS D, et al. Retroperitoneal node biopsy in paratesticular rhabdomyosarcoma[J]. J Pediatr Surg, 1994, 29 (2): 171-177, 178.

[88] HAMILTON E C, MILLER C R, JOSEPH M, et al. Retroperitoneal lymph node staging in paratesticular rhabdomyosarcoma-are we meeting expectations[J]. J Surg Res, 2018, 224: 44-49.

[89] DALY M B, PAL T, BERRY M P, et al. Genetic/Familial High-Risk Assessment: Breast, Ovarian, and Pancreatic, Version 2.2021, NCCN Clinical Practice Guidelines in Oncology[J]. J Natl Compr Canc Netw, 2021, 19 (1): 77-102.

[90] RODEBERG D, ARNDT C, BRENEMAN J, et al. Characteristics and outcomes of rhabdomyosarcoma patients with isolated lung metastases from IRS-IV[J]. J Pediatr Surg, 2005, 40 (1): 256-262.

[91] GLUTH M B. Rhabdomyosarcoma and other pediatric temporal bone malignancies[J]. Otolaryngol Clin North Am，2015，48（2）：375-390.

[92] CARLTON D A，DAVID B D，CHIU A G. Sinonasal malignancies：Endoscopic treatment outcomes[J]. Laryngoscope Investig Otolaryngol，2019，4（2）：259-263.

[93] HIGGINS T S，THORP B，RAWLINGS B A，et al. Outcome results of endoscopic vs craniofacial resection of sinonasal malignancies：a systematic review and pooled-data analysis[J]. Int Forum Allergy Rhinol，2011，1（4）：255-261.

[94] MINARD-COLIN V，KOLB F，SAINT-ROSE C，et al. Impact of extensive surgery in multidisciplinary approach of pterygopalatine / infratemporal fossa soft tissue sarcoma[J]. Pediatr Blood Cancer，2013，60（6）：928-934.

[95] BISOGNO G，De ROSSI C，GAMBOA Y，et al. Improved survival for children with parameningeal rhabdomyosarcoma：results from the AIEOP soft tissue sarcoma committee[J]. Pediatr Blood Cancer，2008，50（6）：1154-1158.

[96] 段超，张伟令，孙青，等. 儿童及青少年横纹肌肉瘤多中心临床研究——CCCG-RMS-2016方案近期疗效研究报告[J]. 中国小儿血液与肿瘤杂志，2020，25（5）：253-257.

[97] PERRUCCIO K，CECINATI V，SCAGNELLATO A，et al. Biliary tract rhabdomyosarcoma：a report from the Soft Tissue Sarcoma Committee of the Associazione Italiana Ematologia Oncologia Pediatrica[J]. Tumori，2018，104（3）：232-237.

[98] SKAPEK S X，FERRARI A，GUPTA A A，et al. Rhabdomyosarcoma[J]. Nat Rev Dis Primers，2019，5（1）：1.

[99] 常晓峰，成海燕，秦红，等. 儿童胆道横纹肌肉瘤的诊断与治疗[J]. 临床小儿外科杂志，2020，19（7）：608-613.

[100] Cristian U，W. W S，Monika S，Et Al. Treatment and Outcome Of The Patients With Rhabdomyosarcoma Of The Biliary

Tree: Experience Of The Cooperative Weichteilsarkom Studiengruppe (Cws) [J]. Bmc Cancer, 2019, 19 (1).

[101] GUERIN F, ROGERS T, MINARD-COLIN V, et al. Outcome of localized liver-bile duct rhabdomyosarcoma according to local therapy: A report from the European Paediatric Soft-Tissue Sarcoma Study Group (EpSSG) -RMS 2005 study[J]. Pediatr Blood Cancer, 2019, 66 (7): e27725.

[102] KIRLI E A, PARLAK E, OGUZ B, et al. Rhabdomyosarcoma of the common bile duct: an unusual cause of obstructive jaundice in a child[J]. Turk J Pediatr, 2012, 54 (6): 654-657.

[103] PERRUCCIO K, CECINATI V, SCAGNELLATO A, et al. Biliary tract rhabdomyosarcoma: a report from the Soft Tissue Sarcoma Committee of the Associazione Italiana Ematologia Oncologia Pediatrica[J]. Tumori, 2018, 104 (3): 232-237.

[104] MINARD-COLIN V, WALTERHOUSE D, BISOGNO G, et al. Localized vaginal/uterine rhabdomyosarcoma-results of a pooled analysis from four international cooperative groups[J]. Pediatr Blood Cancer, 2018, 65 (9): e27096.

[105] de LAMBERT G, HAIE-MEDER C, GUERIN F, et al. A new surgical approach of temporary ovarian transposition for children undergoing brachytherapy: technical assessment and dose evaluation[J]. J Pediatr Surg, 2014, 49 (7): 1177-1180.

[106] NASIOUDIS D, ALEVIZAKOS M, CHAPMAN-DAVIS E, et al. Rhabdomyosarcoma of the lower female genital tract: an analysis of 144 cases[J]. Arch Gynecol Obstet, 2017, 296 (2): 327-334.

[107] WALTERHOUSE D O, MEZA J L, BRENEMAN J C, et al. Local control and outcome in children with localized vaginal rhabdomyosarcoma: a report from the Soft Tissue Sarcoma committee of the Children's Oncology Group[J]. Pediatr Blood

075

Cancer, 2011, 57（1）: 76-83.

[108] FUCHS J, PAULSEN F, BLEIF M, et al. Conservative surgery with combined high dose rate brachytherapy for patients suffering from genitourinary and perianal rhabdomyosarcoma [J]. Radiother Oncol, 2016, 121（2）: 262-267.

[109] LEVY A, MARTELLI H, FAYECH C, et al. Late toxicity of brachytherapy after female genital tract tumors treated during childhood: Prospective evaluation with a long-term follow-up [J]. Radiother Oncol, 2015, 117（2）: 206-212.

[110] N M, O O, H M, et al. Vulval and vaginal rhabdomyosarcoma in children: update and reappraisal of Institut Gustave Roussy brachytherapy experience[J]. International Journal of Radiation Oncology, Biology, Physics, 2008, 72（3）: 878-883.

[111] DA R, JA S, A H J. Prognostic significance of tumor response at the end of therapy in group III rhabdomyosarcoma: a report from the children's oncology group[J]. Journal of Clinical Oncology, 2009, 27（22）: 3705-3711.

[112] ARNDT C A, DONALDSON S S, ANDERSON J R, et al. What constitutes optimal therapy for patients with rhabdomyosarcoma of the female genital tract[J]. Cancer, 2001, 91 （12）: 2454-2468.

[113] BOUCHARD-FORTIER G, KIM R H, ALLEN L, et al. Fertility-sparing surgery for the management of young women with embryonal rhabdomyosarcoma of the cervix: A case series[J]. Gynecol Oncol Rep, 2016, 18: 4-7.

[114] JOHNSON S, RENZ M, WHEELER L, et al. Vulvar sarcoma outcomes by histologic subtype: a Surveillance, Epidemiology, and End Results（SEER）database review[J]. Int J Gynecol Cancer, 2020, 30（8）: 1118-1123.

[115] CLEMENT S C, SCHOOT R A, SLATER O, et al. Endocrine

disorders among long-term survivors of childhood head and neck rhabdomyosarcoma[J]. Eur J Cancer, 2016, 54: 1-10.

[116] EADE E, TUMULURI K, DO H, et al. Visual outcomes and late complications in paediatric orbital rhabdomyosarcoma[J]. Clin Exp Ophthalmol, 2017, 45 (2): 168-173.

[117] GANDHI P D, FLEMING J C, HAIK B G, et al. Ophthalmic complications following treatment of paranasal sinus rhabdomyosarcoma in comparison to orbital disease[J]. Ophthalmic Plast Reconstr Surg, 2011, 27 (4): 241-246.

[118] MATTOS V D, FERMAN S, MAGALHAES D, et al. Dental and craniofacial alterations in long-term survivors of childhood head and neck rhabdomyosarcoma[J]. Oral Surg Oral Med Oral Pathol Oral Radiol, 2019, 127 (4): 272-281.

[119] OWOSHO A A, BRADY P, WOLDEN S L, et al. Long-term effect of chemotherapy-intensity-modulated radiation therapy (chemo-IMRT) on dentofacial development in head and neck rhabdomyosarcoma patients[J]. Pediatr Hematol Oncol, 2016, 33 (6): 383-392.

[120] VAARWERK B, SCHOOT R A, MAURICE-STAM H, et al. Psychosocial well-being of long-term survivors of pediatric head-neck rhabdomyosarcoma[J]. Pediatr Blood Cancer, 2019, 66 (2): e27498.

[121] PUNYKO J A, MERTENS A C, GURNEY J G, et al. Long-term medical effects of childhood and adolescent rhabdomyosarcoma: a report from the childhood cancer survivor study[J]. Pediatr Blood Cancer, 2005, 44 (7): 643-653.

[122] FREES S, RUBENWOLF P, ZIESEL C, et al. Erectile function after treatment for rhabdomyosarcoma of prostate and bladder[J]. J Pediatr Urol, 2016, 12 (6): 401-404.

[123] 樊代明. 整合肿瘤学·基础卷[M]. 西安: 世界图书出版西安有限公司, 2021.

第二篇　肝母细胞瘤

—— 第一章 ——

概述

肝母细胞瘤（hepatoblastoma，HB）起源于胚胎发育过程中原始肝母细胞或具有高度增殖潜能的未分化多能肝前体细胞的异常分化，虽仅占儿童所有肿瘤的1%，但为儿童最常见的肝脏恶性肿瘤，也是儿童期常见的腹部实体肿瘤，发病率仅次于神经母细胞瘤和肾母细胞瘤。90%HB发生于5岁以下儿童，尤其好发于婴幼儿，偶可见于成人。

HB发病率为0.5~2/100万，美国每年新诊断病例约100例。亚洲人群中，中国台湾HB发病率为0.76/100万，上海地区HB为1.8/100万。可能与早产儿和低出生体重儿生存率提高等因素有关，近20年来HB的发病率呈逐渐上升趋势，从0.8/100万（1975—1983年）升高至1.6/100万（2002—2009年），且男孩高于女孩（男孩和女孩分别为1.57/100万和1.09/100万）。

HB的发病可能与部分遗传性疾病相关，包括贝－维综合征（Beckwith-Wiedemann syndrome，BWS）、家族性腺瘤性息肉病和18-三体综合征等。

HB的临床症状多表现为无症状性腹部肿块，可伴发热、消瘦、厌食、阻塞性黄疸或肿瘤破裂引发的急腹症。血清甲胎蛋白（alpha-fetoprotein，AFP）水平是HB的一个重要生化指标，初诊时，90%以上病例AFP水平升高，AFP<100 ng/mL常提示预后不良。HB影像学上表现为单发或多发病灶，其中肝右叶单发病灶多见，多病灶病例的预后较差。

HB的标准治疗策略是手术联合化疗（包括新辅助化疗和辅助化疗），其中手术为无法替代的治疗手段。初诊时，20%~30%的HB可手术完整切除，这是治愈HB的重要手段。如不能一期手术完整切除，可先予新辅助化疗、经导管动脉化疗栓塞等方式使肿瘤缩小，以期达到手术完整切除。以顺铂为基础的化疗方案可以使初诊无法手术完整切除HB患者的生存率提高至60%~65%，PRETEXT I 期和 II 期且完整切除的病例生存率达到90%。目前我国儿童HB患者采用以顺铂为基础的方案化疗，6年总体生存率和无事件生存率分别为83.3 %和71.0%。

目前公认，HB的预后危险因素包括初诊年龄大于8岁、血清 AFP<100 ng/mL、PRETEXT IV 期、PRE-TEXT注释因子阳性（VPEFR阳性，包括肝静脉/下腔静脉侵犯、门静脉侵犯、肝外腹内疾病、肝脏多发病

灶、肿瘤破裂等)、远处转移、小细胞未分化病理类型等。多个国际儿童肝肿瘤协作组均依据上述危险因素进行HB的危险度分组,给予相应不同强度的化疗。

第二章

预防

第一节　环境因素

HB发生的环境因素仍然未知，目前不能从环境因素方面对HB的发生进行预防。

第二节　遗传因素

既往几十年的研究结果提示，部分遗传性疾病是HB发病的高危因素，主要包括贝-维综合征、家族性腺瘤性息肉病和18-三体综合征。

（1）贝-维综合征（BWS）：又称脐膨出-巨舌-巨体综合征，BWS患者发生HB的概率是正常婴儿的1000~10000倍。BWS易发生多种肿瘤，包括HB、肾母细胞瘤、横纹肌肉瘤、肾上腺皮质癌、神经母细胞瘤等。为早期发现肿瘤，建议BWS患者生后定期进行腹部超声检查和血清AFP检测。

（2）家族性腺瘤性息肉病（Familial Adenomatous Polyposis，FAP）：一种由抑癌基因APC的胚系突变引起的常染色体显性癌症易感综合征，多呈家族性发病，携带 APC 基因的儿童发生 HB 的概率是正常儿童的 800 倍，但仅有 1% 的 FAP 患者会发生 HB，因此是否对该类患者进行定期筛查目前仍存在争议性。德国多中心报道 50 例散发 HB，有 5 例（10%）存在 APC 胚系突变。

（3）18-三体综合征：由 18 号染色体拷贝增多所致，在新生儿中发生率为 1/3000~1/7000，是继 21-三体综合征后第二常见的三体综合征。已有文献报道 10 余例 18-三体综合征同时伴有 HB，且多见于女性患者。

第三节　孕期其他因素

鉴于部分 HB 在出生时即发现，提示潜伏期可能开始于妊娠期，因此许多关于 HB 病因的研究集中在妊娠期的暴露事件上。目前已有报道母亲孕期高血压、羊水过多、先兆子痫、孕早期肥胖、吸烟史，以及胎儿出生体质量<1500g 等因素均会增加儿童 HB 的发病风险。父母亲的职业暴露也增加肿瘤发生风险。北美儿童肿瘤协作组（Children's Oncology Group，COG）对 HB 患者与正常儿童的对比研究结果显示，肿瘤组患者父母亲接触油漆或父亲接触其他化学物质的概率较高，显示父母职业暴露与肿瘤发生存在一定关系。

第三章

早诊和筛查

对存在相关遗传性疾病的患者，尤其是贝－维综合征、FAP等发生HB的风险大于1%的患者，建议从出生开始常规定期筛查，包括每3个星期腹部超声和血清AFP检测，直达4岁，此后每半年筛查1次。定期筛查可有效地发现90%~95%的HB患者，从而改善预后。

—— 第四章 ——————————

诊断

第一节 临床表现

1 腹部包块

HB的临床表现常是无症状的腹部包块。产前超声波检查有助发现肝脏占位性病变。新生儿出生时一般无明显临床症状，但需警惕少数患儿分娩过程中，可能由于肿瘤巨大而发生破裂，存在大出血风险。通常认为，出生后6周内发现的HB在胎儿期已发生并存在。约17%的HB患者初诊时已远处转移，肺为主要转移部位。

2 其他症状

部分患者可伴腹胀、发热、乏力、贫血、厌食和体重减轻，严重症状如梗阻性黄疸导致的皮肤巩膜黄染、大便白陶土色，及病初因外伤或自发性肿瘤破裂导致的急腹症和失血性休克，但相对少见。

第二节　影像学检查

影像学检查是诊断HB必不可少的重要手段。HB多表现为肝脏巨大的实性肿块，单发病灶多见，少数患者可呈多发病灶。肿块边界多较清晰，部分病变可侵犯邻近的肝血管或穿透肝脏包膜扩散至肝外组织。增强MRI是HB诊断和评估的推荐检查方法，但由于镇静要求较高，增强CT仍在影像学评估中具有重要作用。

（1）B超：腹部B超是HB筛查的首选检查方式，通过以下两点可初步判定肿块是否为肝脏来源。第一，肝脏外的肿块与肝脏运动不一致，肝脏会滑过腹膜后肿瘤；第二，肝脏肿瘤由肝内血管（肝动脉和/或肝静脉）供血或引流。但对部分定位困难的巨大肿瘤或已定位的肝脏肿瘤，均须进一步行CT/MRI增强检查进行肿瘤的鉴别诊断及影像学分期。

（2）CT（增强+三维血管重建）：HB诊断与分期最重要的检查方法。CT检查具有扫描速度快、检查成功率高、空间分辨率高等优势，即便在不能配合屏气的婴幼儿中，也能获得较高图像质量，进行准确的PRETEXT（pretreatment extent of disease）或POST-TEXT（post-treatment extent of disease）分期。虽然检查过程存在一定辐射，但随着低剂量技术的开发及广泛应用，CT检查的辐射剂量已较前明显减低。在增强

CT图像上，HB常表现为密度混杂的巨大肿块，50%病例可见钙化。注射造影剂后，大多数HB在各期中的强化均低于周围肝实质，少部分肿瘤在动脉期的强化程度超过周围肝脏，但门脉期均呈相对低密度，表现为"快进快出"的强化模式。

（3）MRI（增强）：与CT相比，MRI的主要优点是软组织分辨率高，且可进行多参数扫描。在HB的诊断与分期中，MRI增强检查的诊断效能可取代CT增强检查，且MRI中的扩散加权成像（diffusion weighted imaging，DWI）及其定量参数——表观扩散系数（apparent diffusion coefficient，ADC）对肿瘤活性成分的检出具有较高敏感性，在肿瘤PRETEXT分期及治疗后随访中具有重要价值。MRI检查过程无辐射，但成像时间较长，检查过程中噪音较大。对不能配合屏气或制动的患儿，检查成功率略低，图像质量也易受运动伪影的影响而难以做到准确评估，应用有一定局限。

（4）其他检查：HB最易出现肺脏转移。对所有确诊患者治疗前均须同步行胸部CT平扫检查，评估有无肺脏转移。当患儿出现头痛、呕吐或其他神经系统症状/体征，或出现难以解释的AFP增高时，建议行头颅MRI（增强）检查以评估患者有否转移灶。患者如出现四肢疼痛等症状可行全身骨扫描检查。PET-CT在HB患者的初诊评估中还没有明确的优势，因此不常规推荐，可在患者治疗或随访中出现AFP升高且不能明确肿瘤来源时使用。

第三节　肿瘤标志物

1　甲胎蛋白（AFP）

AFP是HB最重要的肿瘤标志物，但新生儿和其他少数几种肿瘤也会出现AFP升高。AFP半衰期5~7天，新生儿AFP随年龄增长而进行性下降，绝大多数儿童至8月时可降至正常成人水平（0~6 ng/mL）。约90%的HB患者初诊时伴AFP升高，如AFP正常或<100 ng/mL，提示预后较差，其病理类型多为小细胞未分化型。需注意的是，部分复发病例血清AFP水平再次升高明显早于影像学检查能发现的阳性病灶。此外，同时出现血小板增多、贫血和AFP升高的HB患者的长期预后较差。

2　甲胎蛋白异质体3（AFP-L3）

虽然AFP是HB诊断和随访的重要指标，但特异性及敏感性并不完美。研究表明，AFP并非单一成分，具有3种异质体。依据其与小扁豆凝集素（Lens culinaris agglutinin，LCA）的亲和力从低至高依次分为AFP-L1、AFP-L2和AFP-L3。不同异质体与不同疾病相关，其中AFP-L3被公认为肝细胞癌的特异性指标之一，

AFP异质体3比率（AFP-L3%），即L3型异质体占总AFP水平的百分比，可作为早期肝细胞癌的独立诊断指标，2005年FDA批准该指标应用于肝细胞癌的诊断。成人肝细胞癌患者的多个回顾性研究结果显示，AFP-L3升高出现的时间一般较影像学检查发现阳性病灶早3~28个月，准确率达94%；AFP不升高情况下，34.3%的原发性肝细胞癌患者确诊前一年AFP-L3%即已升高。因此对高危患者，即使AFP持续低水平徘徊，AFP-L3%检测可成为早期预测肝细胞癌的重要指标。AFP-L3检测在儿童HB中的临床应用正在逐渐推广。婴幼儿（尤其是新生儿）存在AFP的生理性增高，而AFP-L3水平不会增高。有单中心研究监测手术完整切除的14例HB患者手术前后的AFP和AFP-L3水平，根据是否存在复发分为复发组和非复发组，结果显示两组患者术后2个月时的AFP水平无明显差异，但AFP下降至正常的患者中仍有部分可出现疾病复发，而AFP-L3%下降至正常的患者均未出现复发。提示对肿瘤完整切除的HB患者，AFP-L3%可能是预测疾病复发的一个早期指标，且敏感性和特异性均优于AFP。

3　异常凝血酶原（protein induced by vitamin K absence or antagonist-Ⅱ，PIVKA-Ⅱ）

异常凝血酶原，又称维生素K缺乏或拮抗剂-Ⅱ诱导的蛋白，是由于凝血酶原前体羧化不足产生的蛋白质。PIVKA-Ⅱ在肝癌细胞的增殖、血管浸润和转移过程中发挥作用，对肝细胞癌诊断的灵敏度和特异度达到80%和89%，尤其在AFP阴性患者中的价值更大。PIVKA-Ⅱ在肝细胞癌中的应用已得到公认，但儿童HB中的应用仍处于探索阶段，可将PIVKA-Ⅱ纳入肝母细胞瘤患者的监测指标之一，探讨与HB的相关性。

第四节　诊断标准

1　病理组织学诊断

HB治疗前，通常建议先行肿块切除或穿刺活检（如无法手术时）明确诊断。以下两种情况不建议先行活检检查：

（1）对PRETEXT分期Ⅰ或Ⅱ期且影像学检查显示肿瘤边缘距离下腔静脉、肝中静脉和门静脉超过1cm的患者，建议直接手术切除肿瘤（COG AHEP0731推荐）。

（2）影像学检查结果怀疑婴儿肝脏血管瘤或肝脏局灶结节性增生的患者，不建议活检。

根据《国际儿童肝脏肿瘤分类共识》修订版，将HB的病理类型分为完全上皮型和混合性上皮–间叶型。见表2-4-1。

表2-4-1　修订版《国际儿童肝脏肿瘤分类共识》HB的病理分类

完全上皮型	混合性上皮-间叶型
胎儿型	不伴有畸胎瘤样特点
分化良好的胎儿型（纯胎儿型伴低核分裂活性）	伴有畸胎瘤样特点
核分裂活跃的胎儿型（胎儿型伴高核分裂活性）	
多形性	
胚胎型	
巨小梁型	
小细胞未分化型（IN1阳性）	
胆管母细胞型	

1.1　完全上皮型（Epithelial Mixed Hepato-blastoma）

（1）胎儿型：胎儿型患者预后较好，细胞体积小于正常肝细胞，呈多边形，细胞核圆形，细胞质丰富，多为嗜酸性，胞界清楚，异型性小，核分裂象少见，通常排列呈2、3层细胞厚的不规则肝板。根据核分裂象情况分为分化良好的胎儿型（纯胎儿型伴低核分裂活性）和核分裂活跃的胎儿型（胎儿型伴高核分裂活性）。

1）分化良好的胎儿型HB（Well-differentiated fetal hepatoblastoma）：指纯胎儿型HB伴低核分裂活性（Pure fetal Hepatoblastoma with low mitotic activity），核

分裂象≤2/10 HPF（注释：即在镜下全面观察所有肿瘤切片后，选择核分裂象最活跃的区域选取30个高倍视野计数的平均结果），该亚型Glypican-3免疫组化在胞质内呈细小颗粒染色。这一病理类型仅限于化疗前切除的肿瘤标本，单纯活检并不能完全证实为该类型。

2）核分裂活跃的胎儿型HB（Crowded fetal Hepatoblastoma）：即胎儿型伴高核分裂活性（Mitotically active fetal hepatoblastoma），核分裂象>2/10HPF，细胞形态学示细胞排列拥挤、细胞糖原含量少，核仁更大且明显。与分化良好胎儿型不同，该病理类型即使完全手术切除，术后仍须化疗。通常与其他病理类型相混合，如胚胎型或低核分裂活性的胎儿型。

（2）多形性上皮型（Pleomorphic epithelial pattern）：较为罕见，多见于化疗后切除的肿瘤病灶或HB转移灶。肿瘤细胞通常具有胎儿/胚胎的外观，但与其他上皮类型相比，核仁较大，核形状不规则，呈多形性，染色质粗糙，可见明显核仁，核分裂象增加。若这些多形性的肿瘤细胞呈粗小梁模式生长，该类形态需与肝细胞癌相鉴别。

（3）胚胎型（Embryonal pattern）：肿瘤细胞分化较差，细胞较小，直径10~15μm，圆形或成角的不规则形。胞质稀少，核大，核质比例为1∶1-2，核分裂象易见。肿瘤细胞排列呈腺样、腺泡状和假腺样结构。

（4）巨小梁型（Macrotrabecular pattern）：与肝细胞癌的粗梁型相似，肿瘤细胞排列上显示明显的粗梁结构，通常小梁厚度超过5或5层肿瘤细胞以上。肿瘤细胞形态包括胎儿型、胚胎型或多形性。

（5）小细胞未分化型（Small cell undifferentiated Hepatoblastoma，SCUD）：较少见，多发生于婴儿，血清AFP水平较低或正常，具有较高的侵袭性，预后较差。肿瘤由小细胞未分化细胞组成，多呈弥漫性生长，这些细胞过去描述为间变型。这些小细胞比淋巴细胞稍大，直径为7~8μm，胞质稀少，染色质细腻，核仁不明显，有丝分裂活动低。细胞呈束状或巢状排列，通常与其他上皮细胞成簇，在肿瘤细胞和非肿瘤细胞的边界。免疫组化表达细胞角蛋白（Cytokeratins，CK）8、CK18和波形蛋白，但不表达AFP和Glypican-3，INI1表达阳性或阴性。INI1缺失表达据认为是肝恶性横纹肌样瘤。

（6）胆管母细胞型（Cholangioblastic Hepatoblastoma）：该亚型组织学特征是部分肿瘤细胞呈现类似胆管细胞的特征，并形成小导管。细胞呈立方状，核圆形伴较粗染色质，偶尔表达胆管上皮标志物（CK7、CK19等）。肿瘤细胞排列成管腔样结构，分布于其他类型肿瘤细胞中或瘤巢周围。该型瘤细胞往往不表达Glypican-3，Beta-catenin核阳性。

1.2 混合性上皮-间叶型（Mixed Epithelial and Mesenchymal Hepatoblastoma）

混合性上皮-间叶型是指除胚胎性肝脏来源的上皮外，还包括其他来源的上皮和间叶来源的肿瘤成分。包括2个亚型：

（1）不伴有畸胎瘤样特点（without teratoid features）：经典的混合性上皮间叶型，除可见上皮性HB区域外，还可见各种成熟或不成熟的间叶成分，最常见间叶成分是骨样组织、软骨组织和横纹肌。

（2）伴有畸胎瘤样特点（with teratoid features）：指HB中出现在经典的混合型中未见的非肝来源的上皮成分，如原始内胚层、神经管样结构、黑色素、鳞状上皮和腺上皮等异源性成分等。

1.3 免疫组化

常用免疫组化标记物包括：AFP、氨基甲酰磷酸合成酶 1（carbamoyl phosphate synthetase 1，CPS1）、甘氨酸-3（glypican-3，GPC3）、beta-catenin（CTNNB1）、波形蛋白、CK、INI1、CD34、CK7、Ck9、CyclinD1等。

（1）AFP：常在胎儿和胚胎上皮成分中呈阳性，在间质成分和SCUD呈阴性。但在婴儿的非肿瘤性干细胞中也可呈阳性。

（2）CPS1：一种由单克隆抗体HEP-Par1（Hepatocyte paraffin 1）检测到的抗原，主要在上皮细胞成分（主要是胎儿）中表达，在间质成分和SCUD中呈阴性，也可在胎儿、儿童和成人正常肝细胞中强阳性。

（3）GPC3：上皮亚型的相对可靠的标记物，但可在部分非肿瘤性疾病中表达，如胆汁淤积性疾病和肝脏再生。

（4）CTNNB1：是Wnt信号通路中的关键蛋白，与HB的发生有关。CTNNB1突变可见于80%~90%的HB患者，且CTNNB1的细胞核或细胞质染色对于诊断肿瘤细胞非常有用，因为非肿瘤性肝细胞和胆道上皮细胞只有细胞膜染色。CTNNB1的细胞核或细胞质染色常见于上皮、间质和胆管母细胞成分中，在SCUD中不定。骨样肿瘤细胞也显示CTNNB1的细胞核或细胞质。畸胎瘤样成分中，如神经上皮成分，常不显示CTNNB1的细胞核或细胞质。

（5）波形蛋白：常在上皮成分中呈阴性，在间质中呈阳性，偶尔在SCUD中呈阳性。

（6）CK：CK7、CK19是胆管上皮标志物之一，上皮和间质细胞成分常呈阴性。

（7）IN1：在所有HB肿瘤成分的细胞核染色均呈阳性，INI1阴性的小细胞未分化型HB目前已被认为是肝横纹肌样瘤。

2 临床诊断

对少数在初诊时临床高度怀疑HB，但患者肿块巨大、一般情况差，肿块切除或活检存在极大风险的患儿，如发病年龄<5岁，影像学提示肝脏占位（需排除肝脏血管瘤或其他良性占位），且AFP异常增高时（>正常年龄组，见表2-4-2），可临床诊断为HB。经法定监护人签署知情同意书后，建议按照中危组方案（具体方案详见化疗章节）化疗2疗程后，再行评估择期手术，以获病理学诊断。

表2-4-2 不同年龄组婴儿血清AFP水平（视各实验室检查值参考范围而定）

年龄	平均值±标准差（ng/mL）
胎儿	134734.0 ± 41444.0
初生新生儿	48406.0 ± 34718.0
初生~2周龄	33113.0 ± 32503.0
2周龄~1个月	9452.0 ± 12610.0
1个月	2654.0 ± 3080.0
2个月	323.0 ± 278.0
3个月	88.0 ± 87.0
4个月	74.0 ± 56.0
5个月	46.5 ± 19.0
6个月	12.5 ± 9.8
7个月	9.7 ± 7.1
8个月及以上	8.5 ± 5.5

第五节　肝母细胞瘤临床分期

在确诊时需要对患者进行详细评估，明确原发病灶大小、局部侵犯情况（血管、淋巴结、相邻组织）、转移部位，及是否伴有肿瘤破裂（采用PRETEXT分期）。治疗过程中需多次评估，包括化疗后手术前（采用POST-TEXT分期）和术后（采用COG分期），详细分期标准如下。

1　PRETEXT 分期

PRETEXT分期通过增强CT或MRI评估治疗前肿瘤累及肝脏的范围，主要用于评估初诊手术完整切除的可行性。POST-TEXT则是指化疗后肝脏肿块累及范围，主要用于评估新辅助化疗后、延期手术完整切除的可行性。肿瘤手术切除后将不再使用POST-TEXT分期。各期定义如下（表2-4-3）。PRETEXT和POST-TEXT进一步由注释因子（annotation factors）描述，定义包括为V（侵犯肝静脉或下腔静脉）、P（侵犯门静脉）、E（肝外腹内疾病）、F（肝脏多发病灶）、R（肿瘤破裂）、C（尾状叶受累）、N（淋巴结受累）、M（远处转移）。具体定义见表2-4-4。

表 2-4-3　PRETEXT/POST-TEXT 分期定义

分期	定义
PRETEXT/ POST-TEXT Ⅰ期	肿瘤局限在一个肝区，相邻的另外 3 个肝区无肿瘤侵犯
PRETEXT/ POST-TEXT Ⅱ期	肿瘤累及一个或两个肝区，相邻的另外 2 个肝区无肿瘤侵犯
PRETEXT/ POST-TEXT Ⅲ期	2 个或 3 个肝区受累，另 1 个相邻的肝区未受累
PRETEXT/ POST-TEXT Ⅳ期	肿瘤累及所有 4 个肝区

表 2-4-4　PRETEXT/POST-TEXT 注释因子定义
（PHITT 定义）

注解因子	定义
肝静脉（包括肝右静脉、肝中静脉或肝左静脉）或下腔静脉	
V+	肿瘤阻塞全部 3 条第一级肝静脉[a]或下腔静脉（阻碍定为影像上静脉内腔未见显示）
	肿瘤包裹全部 3 条第一级肝静脉或下腔静脉（包裹定义为肿瘤包绕静脉超过 50% 或超过 180°）
	瘤栓存在于任意 1 条（或更多）第一级肝静脉或下腔静脉（任意血栓都可定义为癌栓）
门静脉（门静脉主干和/或左右门静脉分支）	
P+	肿瘤阻塞全部 2 条第一级门静脉分支或门静脉主干（阻碍定为影像上静脉内腔未见显示）
	肿瘤包裹全部 2 条第一级门静脉分支或门静脉主干（包裹定义为肿瘤包绕静脉超过 50% 或超过 180°）
	瘤栓存在于任意 1 条（或 2 条）第一级门静脉分支或门静脉主干（任意血栓或海绵样变性都可定义为癌栓）

中国肿瘤整合诊治指南

注解因子	定义
肝外腹内疾病	
E+ [b]	肿瘤生长跨越边界/组织平面（如：肿瘤生长超过隔膜或穿透腹壁）
	肿瘤被正常组织包绕超过180°（注意正常组织不包括正常肝实质）
	存在腹膜结节（非淋巴结），至少有一个≥10mm的结节或至少两个≥5mm的结节
肝脏多发病灶	
F+	两个或更多分散的肝脏肿瘤（肿瘤之间有正常肝脏组织间隔）
肿瘤破裂	
R+	存在腹腔或盆腔内游离液体，并伴有以下一个或多个影像学出血表现
	积液内部结构/信号复杂
	CT显示高密度液体（>25 HU）
	MRI显示有出血或者出血降解产物的影像学特征
	超声显示不均匀液体内有回声碎片
	显示肿瘤包膜缺损
	或者腹水中可见肿瘤细胞[c]或前期接受手术切除的患者经病理明确为破裂[d]
尾状叶受累	
C+	肿瘤存侵犯肝脏尾状叶
淋巴结受累	
N+	淋巴结短径>1cm或门-腔静脉淋巴结短径>1.5 cm
	淋巴结成球形，淋巴结脂肪门消失
远处转移	
M+	1个直径≥5mm的非钙化肺结节
	两个或两个以上非钙化肺结节，每个结节直径≥3mm
	经病理证实的转移病灶

注：a.第一级肝静脉：肝静脉与下腔静脉汇合处及其中央分支之间的部分。

b.腹水常见于肝脏肿瘤，因此单纯腹水不能定义为肝外疾病；影像学建议采用冠状面或矢状面评估隔膜疾病和肝外疾病。

c.肿瘤破裂除外活检导致的出血或手术导致的肿瘤破裂，非血性腹水不考虑为肿瘤破裂，肝脏包膜下的液体（即使为血性液体）也不考虑肿瘤破裂。

d.通过病理可以确诊肿瘤破裂，但并不能确定肿瘤破裂时间，除非化疗前进行手术。化疗后手术确定有肿瘤破裂，考虑为POSTTEXT注释因子。

2 COG分期（Evans分期系统）

分期系统根据手术切除情况进行定义，评估肿瘤是否完整切除，具体分期定义见表2-4-5。

表2-4-5　COG分期定义

分期	定义
Ⅰa期	肿瘤完全切除，组织病理学类型为单纯胎儿型
Ⅰb期	肿瘤完全切除，除单纯胎儿型以外其他组织病理学类型
Ⅱ	肿瘤基本切除，有镜下残留
Ⅲ	肿块有肉眼残留；或基本切除伴淋巴结阳性；或肿瘤破裂或腹膜内出血
Ⅳ	诊断时发生远处转移，不论原发病灶是否完全切除

第六节　危险度分组

1 危险度分组

目前国际上儿童肝肿瘤协作组主要有北美儿童肿瘤协作组（Children's Oncology Group，COG）、国际儿童肝肿瘤协作组（International Childhood Liver Tumors Strategy Group，SIOPEL）、德国儿童肿瘤协作组（Society of Paediatric Oncology and Haematology，Germany，GPOH）和日本儿童肝脏肿瘤协作组（Japanese Study Group for Pediatric Liver Tumor，JPLT）。由于HB的发病率较低，为探究新预后因素，上述四个协作组成立了儿童肝肿瘤国际协作组（Children's Hepatic tumors International Collaboration，CHIC）。中国抗癌协会小儿肿瘤专业委员会（CCCG）也建立了中国儿童HB协作组。不同协作组对确诊的HB患者根据不同的危险因子进行分组，各个协作组的分组标准详见表2-4-6。

表2-4-6　国际上不同儿童肿瘤协作组HB的危险度分组标准

协作组（方案）	极低危组	低危组/标危组	中危组	高危组
CCCG（CCCG-HB-2016）	病理类型为分化良好的单纯胎儿型+术后COG分期I期	①PRETEXT分期I或II期+AFP≥100ng/mL+无注释危险因素；或②术后COG分期为I期或II期，且病理类型非单纯胎儿型和非SCUD	①术前PRETEXT III期；或②术后COG III期；或③术后COG分期为I或II期，且组织病理学类型为SCUD	① AFP<100 ng/mL；或②术前PRETEXT分期IV期；或③COG分期为IV期；或④存在P+、V+；或⑤初诊年龄>8岁

协作组（方案）	极低危组	低危组/标危组	中危组	高危组
COG（AHEP-0731）	PRE-TEXT分期Ⅰ或Ⅱ期+病理类型为PR-分化良好的胎儿型+完整切除	完整切除的任何组织学类型的PR-ETEXT分期Ⅰ或Ⅱ期	①不能手术切除的PRE-TEXT分期Ⅱ、Ⅲ、Ⅳ期；或②存在P+、V+、E+；或③病理类型为SCUD	① AFP<100 ng／mL；或②COG分期为Ⅳ期（M+）
SIOPEL（SIOPEL-3、3HR、4、6）	无	PRETEXT分期Ⅰ、Ⅱ或Ⅲ期	无	①AFP <100 ng／mL；或②病理学类型为小细胞未分化型；或③存在P+；或④V+；或⑤E+；或⑥R+；或⑦COG分期为Ⅳ期（M+）
GPOH	无	PRETEXT分期Ⅰ、Ⅱ或Ⅲ期	无	①F+；或②P+；或③V+；或④E+；或⑤COG分期为Ⅳ期（M+）

协作组（方案）	极低危组	低危组/标危组	中危组	高危组
JPLT（JPTL 2）	无	PRETEXT 分期 Ⅰ 、Ⅱ或Ⅲ期	① PRETEXT 分期 Ⅳ 期；或②R+；或③ F+；或④ P+，3条肝静脉侵犯（V3），或腹腔淋巴结侵犯（N1）	① AFP<100 ng/mL；或②COG分期为 Ⅳ 期（M+）
CHIC	确诊时完整切除的① PRETEXT Ⅰ 期+VPEFR 阴性；② PRETEXT Ⅱ 期+年龄<8 岁 + AFP>100ng/mL + VPEFR 阴性	①确诊时不能切除的 PRETEXT Ⅰ 期+VPEFR 阴性；或 PRETEXT Ⅱ 期+年龄<8 岁 + AFP>100ng/mL + VPEFR 阴性；② PRETEXT Ⅲ 期+年龄<8岁+AFP>1000ng/mL+VPEFR 阴性	① VPEFR 阳性且年龄<8 岁的 PRETEXT 分期Ⅰ期，或AFP>100ng/mL 的 PRETEXT Ⅱ 期；②PRETEXT Ⅲ 期+AFP 为 101 − 1000ng/mL+年龄<8 岁；③ PRETEXT Ⅳ期+年龄<3岁 + AFP>100ng/mL	① M +；② 年龄≥8 岁；③ AFP≤100ng/mL；④年龄≥3岁的 PRETEXT 分期 Ⅳ期

注：
CCCG：中国抗癌协会小儿肿瘤专业委员会（Chinese Children′s Cancer Group）；COG：北美儿童肿瘤协作组（Children′s Oncology Group）；SIOPEL：国际儿童肝脏肿瘤协作组（International Childhood Liver Tumors Strategy Group）；GPOH：德国儿童肿瘤

协作组（Society of Paediatric Oncology and Haematology，Germany）；JPLT：日本儿童肝脏肿瘤协作组（Japanese Study Group for Pediatric Liver Tumor）；CHIC：儿童肝肿瘤国际协作组（Children's Hepatic tumors International Collaboration）。

P+：侵犯门静脉；V+：侵犯下腔静脉或者肝静脉；M+：远处转移；E+：肝外腹内疾病；R+：肿瘤破裂或腹膜内出血；N+：侵犯淋巴结；F+：肝脏多发病灶；SCUD：小细胞未分化型。

2 危险因素

（1）年龄

HB 患者发生死亡或治疗失败等事件的风险随确诊年龄增加而增加，且这种趋势不能归因于其他已知危险因子在不同年龄段的差异分布，随着年龄的增长其他已知危险因子的作用呈逐渐下降趋势。在 SIO-PEL-1 研究中，研究者将年龄划分成 3 组（<6 月，6~48 个月和 >48 个月），结果显示无明显差异性。在后续 SIOPEL-2 和 3 的研究中发现年龄 >60 个月的儿童风险比（Hazard Ratio，HR）明显升高。其他研究中也有报道如患者年龄超过 5 岁预后较差，年龄 <1 岁时预后较好。虽受限于样本数，但上述研究已初步说明年龄对 HB 患者预后的影响。因此 CHIC 纳入的 1605 例 HB 患者进行分析，数据显示 82% 的患者年龄低于 3 岁，中位诊断年龄是 16 个月，4.2% 患者的年龄超过 8 岁，HR 随年龄升高逐渐增加，年龄超过 13 岁患者的 HR 达到 7.3（<1 岁 HR=1），而 1 岁以内不同天数亚组的患儿 HR 无明显差异，且预后较其他年龄段好。随年龄进

一步增长，其他危险因子对患者预后的影响也逐渐下降，如对于13岁的HB患儿，转移等其他危险因子的作用已可忽略不计。

（2）AFP水平

HB患者初诊时血清AFP<100ng/mL是目前已知的危险因子之一，已成为国际各HB协作组高危组的分组标准之一，确诊时AFP<100ng/mL的患者5年EFS仅有35%。为进一步研究AFP在不同危险因子下的作用，儿童肝肿瘤国际协作组对1605例HB患者进行分层研究发现PRETEXT Ⅰ期患者中，AFP<100ng/mL的患者预后并不像预期那么差，因此对确诊时肿块可以完整切除的低AFP患者不建议给予过强的化疗。研究同时发现PRETEXT Ⅲ期或远处转移的患者，若AFP水平在100~1000ng/mL，其预后也不容乐观。虽然只有7%（28/397）PRETEXT Ⅲ期患者的AFP水平在100~1000ng/mL，但与组内AFP>1000ng/mL的患者相比，前者5年EFS仅为61%，后者5年EFS为73%~89%。AFP在100~1000ng/mL的转移性HB患者5年EFS也仅有14%。

（3）影像学危险因素（VPEFR）

1）侵犯肝静脉或下腔静脉和侵犯门静脉和（V+和P+）。CHIC回顾性分析显示门静脉侵犯或下腔静脉/肝静脉侵犯是预后危险因子之一，两者的HR分别为

2.26和2.20。

2）肝外腹内疾病（E+）。肝外腹内疾病发生率较低，约5%的HB患者会发生。CHIC回顾性分析显示肝外腹内疾病也是影响预后的危险因子，HR为1.91。

3）肝脏多发病灶（F+）。肝脏多发病灶也是HB独立的危险因子之一，其预后较差。由于担心手术的可切除性、局部复发和残肝中可能发生异时性肿瘤，多灶性HB患者常采用全肝切除和肝移植治疗。Saettini等对多发肝脏病灶的HB患者进行回顾性研究，结果显示有35%的患者存在肝脏多发病灶，在新辅助化疗后肿块体积缩小的程度低于肝脏单发病灶患者；多发病灶的HB患者3年EFS和OS分别为40%和42%，在高危组患者中，肝脏多发病灶亚组的患者生存率远低于单发病灶患者，且风险比较高（HR:10.01）。多发病灶患者手术后复发风险较高，推测其原因是影像学检查对新辅助化疗后的多发病灶评估并不准确，即使完整手术切除，手术后仍可能存在影像学未能发现的微小残留。为改善此类患者的预后，降低复发的风险，建议有条件者，在新辅助化疗后可施行肝移植术，且术后仍需给予一定强度的化疗。但也有研究显示接受肝脏R0部分切除术后予以化疗的多病灶HB患者复发风险并未增加，单病灶和多病灶组患者的肺部复发率相当（单灶组8% vs. 多灶组14%，P = 0.89），单灶患者的6年总生存率为97%，多灶患者为86%（p = 0.12）。因此对多发病灶患者是否进行肝移植术仍存一定争议性。

4）肿瘤破裂（R+）。SIOPEL-3临床试验中，已将确诊时肿瘤破裂考虑为高危预后因素，儿童肝肿瘤国际协作组的Meta分析中也将肿瘤破裂定义为预后差的因素之一。法国一项单中心研究对肿瘤破裂的HB患者临床特征、治疗及预后进行了回顾性分析，150例患者中16%的患者出现肿瘤破裂（70%在活检前已发生肿瘤破裂），肿瘤破裂患者的3年EFS和OS分别为49.6%（95%CI=30-69）和68.2%（95%CI=40-84）。提示肿瘤破裂是影响HB患者预后的因素之一，但其影响程度小于肺转移，且肿瘤破裂不是肝移植的禁忌证。

（4）病理危险因素

小细胞未分化型（SCUD）是HB中预后最差的病理亚型，多见于6~10月的小婴儿，AFP水平正常或较低，具有较强的侵袭性，预后通常较差。COG的研究结果显示SCUD病理亚型是HB患者死亡率增加的预后因子，即使SCUD亚型患者手术初期完整切除病灶，后期仍存在治疗失败的较大风险，因此治疗初期即需要予以高强度化疗。为了明确患者是否存在小细胞未分化成分，建议对手术完整切除的患者需行全面病理组织检测。

（5）远处转移

约有 17% 的 HB 患者初诊时可出现远处转移，转移部位包括肺、中枢神经系统等，其中肺转移是 HB 患者最常见的转移部位。研究显示肺转移患者的 2 年 EFS 明显低于无肺转移的患者（2 年 EFS：62.5% vs. 89.3%），而 2 年 OS 与无肺转移患者接近，提示肺转移的 HB 患者发生事件的概率高于无转移患者，主要事件是疾病复发。但通过及时的化疗、手术等治疗后，复发患者的总体生存率尚乐观。然而如果在疾病治疗过程中发生肺转移，其预后较差。

中枢神经系统是 HB 较为罕见的转移部位，其预后较其他转移部位差。研究表明虽然发生中枢神经系统转移的 HB 患者数量较少，但在特定患者群中其发生的风险仍较高，如 20% 的患者确诊时年龄 >4 岁、33% 确诊时为 PRETEXT Ⅳ 期、63% 既往曾多次出现肿瘤复发（多为肺转移）。化疗对中枢系统转移患者无明显优势，因此对高危患者应定期进行头颅 MRI 检查，以提高手术切除的机会。

—— 第五章 ——

初诊肝母细胞瘤的治疗

第一节 手术治疗

1 原发肝脏肿瘤的切除

安全、彻底地切除肿瘤是HB综合治疗取得良好预后的基石。HB手术按照手术时机可分为初诊手术切除（upfront surgery）和化疗后或延期手术切除（delayed surgery）。

（1）初诊手术：需要满足以下所有条件：①无麻醉禁忌；②残存肝脏组织能够满足代谢需要；③PRE-TEXT Ⅰ或Ⅱ期的单发肿瘤病灶，距离重要血管有足够间隙（≥1cm）；④预计镜下残留（COG Ⅱ期）无须二次手术者。

（2）化疗后手术切除：不满足初诊手术切除适应证的患儿可行新辅助化疗后，再次评估为POST-TEXT Ⅰ期、Ⅱ期，或没有重要血管（门静脉或下腔静脉）累及的POST-TEXT Ⅲ期的患者，无麻醉禁忌，可行手术切除肿瘤；对 PRETEXT Ⅳ 期和化疗后评估为 POST-TEXT Ⅲ 期并伴有下腔静脉（V+）或门静脉（P+）累及的患者，应该尽早转入具有复杂肝段切除或肝移植能力的医院治疗；新辅助化疗后仍残留肺或脑单发转移病灶者，可行残留转移病灶手术切除。

儿童肝母细胞瘤的手术治疗目前国内仍以开放式肝切除为主，微创手术尚处于探索阶段。在开展微创手术时，除与开腹肝切除术相同的手术禁忌证外，不能耐受气腹、腹腔严重粘连、病灶紧贴第一、第二或第三肝门难以显露，肝门部受侵需行大范围肝门部淋巴结清扫的患者，需谨慎选择腹腔镜术。

条件许可情况下，HB 手术应该首选解剖性切除。解剖性肝切除术中肝实质离断平面可利用解剖标志确定，也通过肝脏病理学改变、通过肝脏缺血范围确定。如无解剖性切除肿瘤的条件，非解剖性肝切除术中肝实质离断平面可以目标病灶边界为中心，设定在肿瘤边界外的安全切缘。术中探查结束后，应再次判断评估切除后剩余肝脏的容量，和可能的功能状态。肝实质离断时应精细操作，由表面向深部推进，离断面充分显露，减少肝实质损失，保护脉管结构。避免在狭小范围内向深部进行挖掘式操作。肝脏血流阻断是控制肝实质离断过程中出血的最有效手段。反复多次的肝血流阻断对患者的打击远小于大量出血和大量输注异体血。根据阻断目标不同，肝脏血流阻断可分为选择性或非选择性入肝血流阻断、出肝血流阻断和全肝血流阻断。术者应根据手术方式和术中具体情况，选择不同的血流阻断方式。

2 转移肿瘤的切除

HB最常见的转移部位是肺。但大多数初诊伴有肺转移的患者在接受化疗后肺部病灶可达到完全缓解，40%~60%的患者仅通过化疗就可以使肺部转移灶消失。因此肺部转移性疾病的存在并不是HB手术切除原发病灶或肝移植的反适应证。肺转移灶切除应早于肝移植手术；非肝移植患者的肺转移灶手术时机应于化疗结束后，但若手术不延误化疗也可适当提前。肺楔形切除术是首选的术式，如果单个肺叶中的病变超过四个，可行肺叶切除术。

第二节 化学治疗

HB对化疗敏感，术前化疗可以显著降低肿瘤分期，为手术完整切除肿瘤创造更多的机会，术后化疗则对于提高无法手术完整切除或已远处转移肿瘤患儿的长期无瘤生存率具有重要作用。以铂类药物为骨架的化疗方案极大地改善了HB患者的预后。尽管COG、SIOPEL、GPOH、JPLT和CCCG等不同国家的儿童肝脏肿瘤协作组使用的化疗方案不尽相同，但HB患儿的总生存期相似。应根据HB分期和危险度分组选择不同的化疗时机和化疗强度。

1　化疗前评估

（1）分期检查

除外原发病灶评估，影像学检查还包括胸部CT、全身骨扫描（选择性）和头颅MRI（选择性）。因HB骨髓转移发生率较低，目前没有证据支持初诊患者常规骨髓穿刺检查。

（2）脏器功能评估

包括全血象、尿常规、大便常规、肝肾功能、肌酐清除率、血/尿 β2 微球蛋白、电解质系列、血清 LDH、铁蛋白、心肌酶谱、凝血功能、乙肝两对半、丙肝、CMV、EBV、免疫功能（IgG、IgM、IgA，外周血 T、B、NK 细胞亚群比例与绝对值），化疗前进行心彩超和听力检测（详见药物剂量调整、毒性及辅助治疗章节）。

2　极低危组

极低危组HB患者术后可密切随访，无须化疗。

3　低危组

CCCG推荐C5V方案化疗（顺铂+5-氟尿嘧啶+长

春新碱），每3周为一疗程，共4~6个疗程，见表2-5-1。化疗前血象条件为：中性粒细胞绝对值≥1.0×10⁹/L，血小板≥100×10⁹/L，肝肾功能、心肌酶谱及心电图正常。使用顺铂时应遵循顺铂化疗常规，进行水化、利尿、监测尿量和尿常规、血电解质水平等，注意顺铂的肾毒性，定期监测听力。

表2-5-1　C5V方案的药物及使用剂量

药物	剂量	给药途径	给药时间	给药间隔
顺铂（CDDP）	90 mg/m²	静脉滴注（≥6小时）	第1天	每3周
5-氟尿嘧啶（5-FU）	600 mg/m²	静脉滴注4小时	第2天	
长春新碱（VCR）	1.5mg/m²（单次最大剂量≤2mg）	静脉注射	第2天	

COGP9645（NCT00980460）建议低危组（指PRETEXT Ⅰ期或Ⅱ期，且已行Ⅰ期手术切除）减少化疗疗程，术后给予2个疗程C5V方案：顺铂（CDDP，100mg/m²，第1天）+5-氟尿嘧啶（5-Fu，600mg/m²，第2天），长春新碱（VCR，1.5mg/m²，第2、9、16天）。该临床试验纳入51例患者，5年EFS和OS分别为88%和91%，略高于SIOPEL-3临床试验的标危组患儿，其3年EFS和OS分别为83%和95%，且COG的顺铂累积剂量明显减少。

4 中危组

CCCG推荐C5VD方案（顺铂、5-氟尿嘧啶、长春新碱和阿霉素）化疗，每3~4周重复1轮，共6~8个疗程，见表2-5-2。化疗前血象条件：中性粒细胞绝对值≥1.0×10⁹/L，血小板≥100×10⁹/L，肝肾功能、心肌酶谱及心电图正常。使用顺铂时应遵循顺铂化疗常规，进行水化、利尿、监测尿量和尿常规、电解质水平等，注意顺铂的肾毒性，定期监测听力。使用阿霉素时应遵循蒽环类药物化疗常规，监测心肌酶谱、心肌肌钙蛋白、脑钠肽、心电图和心彩超，必要时可联合使用右丙亚胺预防蒽环类药物相关心脏毒性。

表2-5-2　C5VD方案的药物及使用剂量

药物	剂量	给药途径	给药时间	给药间隔
顺铂（CDDP）	90 mg/m²	静脉滴注（≥6小时）	第1天	每3~4周
5-氟尿嘧啶（5-FU）	600 mg/m²	静脉滴注（4小时）	第2天	
长春新碱（VCR）	1.5mg/m²（单次最大剂量≤2mg）	静脉注射	第2天	每3~4周
阿霉素（ADR）	25mg/m²	静脉滴注（2小时）	第2~3天	

高危组HB患者的总体生存率仍差强人意，SIO-PEL-4研究中的高危组患者采用铂类联合蒽环类药物，其中25%的患者同时接受肝移植治疗，3年EFS和OS分别为76%和83%，其中PRETEXT Ⅳ期患者3年EFS和OS分别为75%和88%，转移患者3年EFS和OS分别为77%和79%。JPLT-2协作组高危组患者也采用铂类联合蒽环类药物化疗，研究结果显示初期化疗反应良好组的5年EFS和OS分别为71.6%和85.9%；而初期反应不佳患者的5年EFS和OS分别是59.1%和67.3%。而COG协作组AHEP0731研究的高危组患者给予长春新碱联合伊立替康（VI）化疗，结果显示高危组患者的3年EFS和OS分别为49%和62%，47%的患者对初期2疗程的VI方案有反应，但明显低于SIOPEL-4方案的预后。国内多中心研究也对高危组患者给予伊立替康联合环磷酰胺和长春新碱化疗，初步结果显示2年OS和PFS分别为44.8%和43.2%。

基于目前SIOPEL-4高危组患者的总体生存率在所有协作组中仍为最高，CCCG-HB协作组同时结合我国国情制定了CCCG-HB-2016高危组方案，初步数据分析较适用于中国高危组患者，但强烈建议有肝移植条件的患者尽早进行移植前准备，必要时可在确诊时进行前期移植咨询，以避免增加额外的化疗周期。

（1）CCCG协作组方案（CCCG-HB-2016）

1）术前化疗。采用C-CD（顺铂-顺铂+阿霉素）方案，每3~4周重复1轮，共3个疗程，3疗程后评估是否可手术切除。如3疗程后评估仍无法手术，改为ICE（异环磷酰胺、卡铂和依托泊苷）方案，每3~4周重复，共2个疗程，见表2-5-3。如仍无法手术，建议退出方案进行个体化治疗，或可接受TACE治疗或进行肝移植治疗。顺铂和阿霉素使用注意事项同前，使用卡铂时应注意监测肾脏毒性和血小板减少情况，定期监测听力；异环磷酰胺使用时应注意水化、协同使用尿路保护剂美司钠，注意监测尿常规、肾功能。如出现粒细胞减少症，可给予粒细胞集落刺激因子（G-CSF）或粒系-巨噬细胞集落刺激因子（GM-CSF）皮下注射。

2）术后化疗。采用C-CD方案3疗程后手术的患者，术后采用CARBO+ADR方案（卡铂和阿霉素），每3~4周重复，共3疗程。术前采用ICE方案患者，术后继续采用ICE方案，每3~4周重复，共2疗程。

表 2-5-3　CCCG高危组用药方案及药物剂量

方案	药物	剂量	给药途径	给药时间	给药间隔
C-CD方案	顺铂（CDDP）	70mg/m^2	静脉滴注24小时	第1、8天	每3~4周
	阿霉素（ADR）	30mg/m^2	静脉滴注24小时	第8~9天	
ICE方案	异环磷酰胺（IFOS）	1.5g/m^2	静脉滴注2~3小时	第1~5天	每3~4周
	美司钠（MESNA）	1.5g/m^2	静脉滴注，分为3次（于IFOS 0、4、8小时给予）或4次（于IFOS 0、3、6、9小时给予）	第1~5天	
	卡铂（CARBO）	450 mg/m^2	静脉滴注2小时	第1天	
	依托泊苷（VP16）	100 mg/m^2	静脉滴注4小时	第1~3天	
CARBO+ADR方案	卡铂（CARBO）	500 mg/m^2	静脉滴注2小时	第1天	每4周
	阿霉素（ADR）	20 mg/m^2	静脉滴注24小时	第1~2天	

（2）SIOPEL协作组（SIOPEL-4）

SIOPEL-4研究采用CDDP+ADR+CARBO方案治疗，详见表2-5-4。术前分别采用A1、A2和A3方案各1轮，结束后评估是否可行手术（肝移植和转移病灶切除术），术后给予方案C，共3疗程。若无法手术，再给予方案B，共计2疗程，化疗结束后行手术切除术，术后不给予化疗。

表2-5-4　SIOPEL高危组用药方案及药物剂量

方案	药物	剂量	给药途径	给药时间	给药间隔
方案A1	顺铂（CDDP）	$70mg/m^2$（第1天$80mg/m^2$）	静脉滴注24小时	第1、8、15天	/
	阿霉素（ADR）	$30mg/m^2$	静脉滴注24小时	第8~9天	
方案A2	顺铂（CDDP）	$70mg/m^2$	静脉滴注24小时	第1、8、15天	
	阿霉素（ADR）	$30mg/m^2$	静脉滴注24小时	第8~9天	
方案A3	顺铂（CDDP）	$70mg/m^2$	静脉滴注24小时	第1、8天	
	阿霉素（ADR）	$30mg/m^2$	静脉滴注24小时	第8~9天	
方案B	卡铂（CARBO）	AUC 10.6 mg/mL 每分钟	静脉滴注1小时	第1天	每3周
	阿霉素（ADR）	$25mg/m^2$	静脉滴注24小时	第1~3天	
方案C	卡铂（CARBO）	AUC 6.6mg/mL 每分钟	静脉滴注1小时	第1天	每3周
	阿霉素（ADR）	$20mg/m^2$	静脉滴注24小时	第1~2天	

6　药物剂量调整、毒性及辅助治疗

（1）药物剂量调整原则和方法

1）对于体重<10kg的婴幼儿，需要按照体重调整药物剂量，按照$1m^2$体表面积等于30kg换算。

2）肥胖患儿计量调整原则（体重大于标准体重的 2SD 或 125% 及以上）：调整体重 = 标准体重 + 0.4×（实际体重–标准体重），须根据调整体重计算体表面积，且最大体表面积不超过 $1.73m^2$。

3）如某一疗程出现化疗相关严重并发症（感染性休克、非常严重的口腔黏膜溃疡等）或外周血象恢复时间超过 6 周，下一疗程可降低药物剂量（建议按照 75%—50%—25% 原则减量；如严重并发症不再出现，则按照 25%—50%—75% 原则增加剂量）。

（2）粒细胞减少症的处理

化疗结束 24 小时以后，如外周血中性粒细胞绝对值 $\leq 1.0 \times 10^9$/L，可给予粒细胞集落刺激因子（G-CSF）或粒-巨噬细胞集落刺激因子（GM-CSF），皮下注射，一般剂量为 5μg/（kg·d），粒细胞减少严重者剂量可增加至 10μg/（kg·d），至少持续应用至连续 2 天外周血中性粒细胞绝对值 $\geq 1.0 \times 10^9$/L。

（3）听力测定

铂类是治疗 HB 最重要的药物，但可能引起约 60% 的婴幼儿出现不同程度的双侧永久性、进行性高频听力损伤，因此建议 5 岁以上或可以配合的患儿进行纯音听阈测定，其余患儿给予畸变产物耳声发射和脑干听觉诱发电位检测。检测时间点为：治疗前、每 2 疗程及化疗结束时，化疗结束后每半年检测一次至停药 5 年。

（4）蒽环类药物

鉴于蒽环类药物对心肌的毒性作用，当阿霉素累积剂量≥400mg/m² 时，建议谨慎使用蒽环类药物，同时密切监测心功能（心肌酶谱、肌钙蛋白、脑钠肽、心脏彩超）。一旦心功能检测提示心脏射血分数<55%或轴缩短分数<28%，若能证明左心功能异常和细菌感染有关，可继续使用蒽环类药物，否则应该暂停，直到射血分数≥55%或轴缩短分数≥28%。根据蒽环类药物使用剂量或心肌损伤程度选择右丙亚胺等药物。

（5）复方磺胺甲基异恶唑（SMZco）

为预防卡氏肺囊虫肺炎，在整个治疗期间及停化疗后 3~6 个月内，建议所有患儿均服用 SMZco 25mg/（kg·d），分 2 次口服，每周连用 3 天。

7　治疗中评估及截止化疗适应证

在治疗过程中建议每个疗程后进行血清 AFP 和腹部 B 超检查评估，每 2 个疗程后进行 AFP 和影像学腹部 CT/MRI（增强）评估。患者如影像学无残留，AFP 水平正常后 3 个疗程可以停药；如无 AFP 增高者，影像学无残留后 4 个疗程可以停药。若患者 AFP 水平或影像学仍有异常，则出方案进行个体化治疗，详见各危险度组的治疗方案。

第三节 肝移植

1 肝移植适应证

（1）适应证

1）HB 患儿经新辅助化疗后评估为 POST-TEXT Ⅳ 期，或 POST-TEXT Ⅲ 期伴有肝静脉、下腔静脉或肝门血管等重要结构侵犯，或预判残肝不足，或预判手术可能无法达到 R0 切除的患儿，建议首选肝脏移植。

2）伴有肺转移的 HB 患者经化疗后肺转移灶消失后或已经根治性切除的孤立肺转移灶患儿可考虑行肝脏移植。

3）HB 破裂是肝移植术后复发的高风险因素，但不应作为肝移植的手术禁忌证。

（2）禁忌证

未经治疗的 HB 伴肝外转移，或难以控制的全身性感染是肝移植的绝对禁忌证；HB 合并无法彻底清除的肝外转移灶；合并严重的心、肺、脑等重要脏器质性病变。

2 肝移植术前评估

（1）确认为不可切除的 HB 患儿，应在确诊时尽早转诊至专业中心行肝移植评估，或不迟于化疗2个周期后。

（2）考虑到肝移植等待时间与HB肝移植术后复发相关，建议在化疗2~4个周期内评估是否需要行肝脏移植并加入等待名单。

（3）HB患儿在移植前应由肿瘤科医生、病理科医生、放射科医生和外科医生共同组成的多学科联合诊疗小组（MDT to HIM）进行评估，且手术前30天内应有一次评估结果。

3 肝移植新辅助及辅助化疗

（1）新辅助化疗能使接受肝移植的HB患儿获益，而单纯术后辅助化疗并不能获益，因此推荐肝移植患儿接受术前新辅助化疗和术后辅助化疗，不推荐行单纯辅助化疗。

（2）根据SIOPEL方案推荐：中危组患儿采用CV5D（顺铂+5-氟尿嘧啶+长春新碱+阿霉素）方案，移植术前新辅助化疗4周期，术后一个月各器官功能正常时，可行术后辅助化疗2个周期。高危组患儿移植术前采用VIT（长春新碱+伊立替康+替西罗莫司）方案2个周期，如初始反应良好，可序贯采用CV5D方案2个周期与VIT方案1个周期交替2轮；如肿瘤对VIT初始化疗无反应，则采用CV5D方案4个周期；术后辅助化疗采用CV5D方案2个周期（具体详见指南化疗部分）。

4 肝移植手术及术后管理

（1）对有成熟儿童肝移植经验的中心除等待公民逝世后捐献全肝移植外，也可考虑劈离式供肝或亲体供肝行部分肝脏移植。

（2）肝移植术后需终身服用免疫抑制药物，目前仍是以钙调磷酸酶抑制剂（CsA、FK506）为主的个体化免疫抑制方案，建议尽早撤除激素或使用无激素免疫抑制方案。

（3）儿童肝移植术后并发症主要包括血管并发症、胆道并发症、感染性并发症、急慢性排斥反应，以及移植肝无功能或功能延迟恢复，早期判断及有效地治疗干预对于挽救患儿生命及移植物功能至关重要。

（4）儿童肝移植术后血管栓塞风险高于成人，推荐术后常规采用预防性肝素及低分子肝素抗凝以降低栓塞风险。

（5）HB患儿肝移植术后免疫抑制诱导方案不推荐使用清除T细胞的抗体药物（抗CD52单克隆抗体阿伦珠单抗和抗胸腺细胞球蛋白ATG）。

（6）HB患儿肝移植术后肿瘤监测包括AFP和影像

学检查，术后2年内为高复发期，监测频次最高，此后可过渡至每年一次至5年后可停止监测。

（7）儿童肝移植术后应定期监测身高、体重、骨质密度等指标，对生长发育异常的患儿应查明原因并给予对应治疗。

（8）与患儿密切接触的家庭成员应每年接种流感疫苗，患儿灭活疫苗接种时间应选择在移植前1个月或移植后6~12个月接种，减毒疫苗仅限于移植前28天以上。

第四节 其他治疗方式

1 经导管动脉化疗栓塞

对于对肿瘤破裂出血HB患儿，以及无法完整切除肿瘤且不能进行肝移植的HB患儿，经导管动脉化疗栓塞（Transcatheter Arterial chemoembolization，TACE）提供了另一种选择。TACE主要适用于：①PRETEXT Ⅲ期及以上和/或肺部转移，经常规治疗后仍无法手术切除者；②等待肝移植的患儿；③经2~3个周期的全身化疗，影像学出现新发病灶，或肿瘤缩小程度<50%患者。对于存在门静脉主干癌栓的HB，TACE容易引发肝功能衰竭，需要引起警惕。TACE的常见并发症包括腹痛、发热、恶心、呕吐、谷草转氨

酶、谷丙转氨酶和C反应蛋白升高，少数病例可出现急性肝衰竭、肝梗死、肝脓肿、肿瘤破裂或肺栓塞，故仅推荐TACE在有条件的儿科中心开展。肝动脉注射药物详见表2-5-5。

表2-5-5　TACE用药方案及药物剂量

方案	药物	剂量	给药途径
CDDP+THP 方案	顺铂（CDDP）	50~60mg/m² 或 80~90mg/m²	缓慢肝动脉注射
	吡喃阿霉素（THP-ADR）	20~30mg/m²	缓慢肝动脉注射
CDDP+ ADR+VCR	顺铂（CDDP）	40mg/m²	缓慢肝动脉注射
	阿霉素（ADR）	20mg/m²	缓慢肝动脉注射
	长春新碱（VCR）	1.5mg/m²	缓慢肝动脉注射
CATA-L	卡铂（CARBO）	200mg/m²	缓慢肝动脉注射
	吡喃阿霉素（THP）	30mg/m²	缓慢肝动脉注射

2　高强度超声聚焦刀

高强度超声聚焦刀（High-Intensity Focused Ultrasound，HIFU）是一种针对多种肿瘤和疾病的非侵入性治疗方法，运用超声换能器将高能量的超声波聚焦于体内的肿瘤组织内，焦域内产生瞬态高温效应，导致目标组织发生凝固性坏死。适用于难治性的肝脏多灶、未能进行肝移植及手术后残留的患儿。

3 超声引导下经皮消融治疗

超声引导下经皮消融治疗（Radiofrequency Ablation，RFA）具有微创、有效等作用，对成人肝细胞癌有一定疗效，对于<3cm的成人转移病灶也是公认的微创治疗方法，但在儿童中应用较少。可适用于化疗无效、无法手术切除的转移性或反复复发的HB患者。

4 放疗

一般情况下HB通过化疗和手术可获满意疗效，同时考虑到辐射的远期损伤，临床上常很少采用放疗，仅在系统性药物治疗和手术及其他局部手段治疗后仍有病灶残留时才酌情考虑放疗。

（1）适应证

① 诱导化疗后肝内原发灶广泛残留，仍无法手术时可考虑术前全肝或局部放疗，为手术切除提供转化机会；② 早期病变未达R0切除且化疗反应不佳时可考虑术后局部放疗；③ 经系统性药物（化疗或靶向）、手术及其他局部治疗后最终仍无法完全缓解的肝内病变和转移灶考虑放疗；④ 门脉或腔静脉系统瘤栓持续存在；⑤ 局部转移灶导致明显的临床症状或潜在严重并发症且化疗效果不佳时考虑放疗，如疼痛、病理性骨折、截瘫等。

（2）放疗技术

根据不同单位具体情况，可采用三维适形、静态或动态调强、立体定向放疗、螺旋断层放疗等技术，常规推荐光子的容积弧形调强技术（VMAT），中枢神经系统转移灶也可考虑质子放疗。HB属放射中度敏感肿瘤，有效剂量范围为25~50Gy，通常镜下残留予以25~30Gy，大体残留予以35~50Gy，全肝或全肺照射剂量为15~18Gy。

5 造血干细胞移植

对难治性或复发转移的HB患者，可给予造血干细胞移植。但造血干细胞移植是否能改善HB患者的预后仍无定论。一项多中心研究回顾了1990至2012年间42例接受干细胞移植的HB患者数据，发现在初始治疗时接受移植患者的OS和EFS分别55%和48%，复发后接受造血干细胞移植患者的OS和EFS分别64%和36%，造血干细胞移植未显示出对复发难治HB患者的获益。日本JPTL协作组中有28例患者接受了造血干细胞移植，其中12例患者无事件存活，11例患者死亡，生存率与未接受造血干细胞移植的患者相比也无明显升高。

造血干细胞移植方案可参照JPTL方案予序贯化疗+自体造血干细胞移植，具体方案如下：

（1）造血干细胞动员方案

异环磷酰胺（IFOS）2.8g/m²，第1~5天；

美司钠（MESNA）2.8g/m²，第1~5天；

依托泊苷（Vp16）120mg/m²，第1~5天。

（2）预处理方案

1）Hi-MEC

依托泊苷（Vp16）200mg/m²，第－6、－5、－4、－3天；

卡铂（CBDCA）400mg/m²，第－6、－5、－4、－3天；

马法兰（L-PAM）90mg/m²，第－3、－2天。

2）Hi-MT

马法兰（L-PAM）50mg/m²，第－11、－10、－4、－3天；

塞替派（thio-TEPA）150mg/m²，第－11、－10天；

塞替派（thio-TEPA）200mg/m²，第－4、－3天。

第五节 初诊肝母细胞瘤的治疗流程

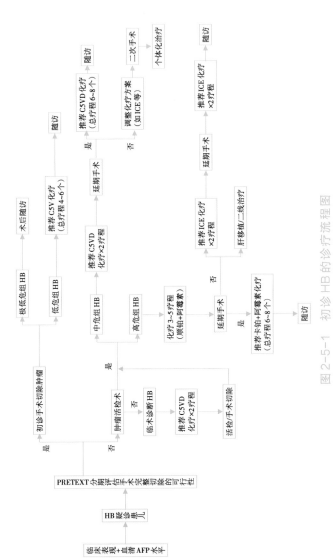

图 2-5-1 初诊 HB 的诊疗流程图

第六章

进展/复发肝母细胞瘤的治疗

　　在对SIOPEL协作组SIOPEL-1、SIOPEL-2和SIO-
PEL-3系列研究进行的回顾性分析发现，有12%的患者
在肿瘤完全切除后出现影像学复发和AFP水平升高。进
展或复发HB患者的预后与患者复发的部位、既往治疗
情况和患者或监护人的主观意见相关。

第一节　手术治疗

　　若进展或复发的孤立性肺部结节尽可能再次手术
切除，同时联合化疗可有效延长该类患者的生存率。
能够完整切除进展或复发病灶的患者预后最好，同时
接受二次手术和化疗的患者，3年EFS率为34%，3年
OS率为43%。经皮射频消融术已可代替手术切除治疗
孤立性转移灶HB。

第二节　化疗

　　对复发HB患者研究发现，初期接受过顺铂/长春
新碱/氟尿嘧啶治疗的患者可考虑使用含阿霉素的方案

挽救，而曾接受过阿霉素和顺铂治疗的患者不建议采用长春新碱和氟尿嘧啶挽救治疗。SIOPEL协作组对伊立替康单药治疗难治或复发的HB进行研究，结果显示24例HB患者采用伊立替康（$20mg/m^2/d$，d1-5，d8-12）单药治疗，至最终随访时间有12例患者存活（6例无肿瘤残留和6例肿瘤残留）。另也有单中心研究报道伊立替康联合长春新碱治疗复发HB患者后达到无病生存。对于复发HB患者推荐进行二代测序，以寻找潜在的靶向治疗药物。

第三节　肝移植

对于无法手术切除的、非转移性的复发HB可考虑肝移植。

第四节　姑息性放疗

对于复发HB患者可行姑息性放疗，具体剂量如下：肝脏复发灶放疗剂量36Gy/20Fx，纵隔、腹部淋巴结转移灶放疗剂量36~40Gy/18~20Fx，骨转移灶36~40Gy/18~20Fx，肺转移灶为37.5~49Gy/2.5~3.5Gy/Fx。

第七章

随访

HB综合治疗后可以达到完全缓解，但仍有部分患者出现复发，因此建议定期随访，尽早发现及时治疗。推荐参照下列时间节点进行随访，主诊医师可根据患儿的具体情况进行酌情调整。

表 2-7-1 随访时间及检查项目表

结疗时间	AFP	肿瘤评估		
		腹部B超	胸部CT平扫（推荐）或胸片	腹部MRI（增强）
第一年	1个月	1~2个月	3个月	3个月
第二年	3个月	3个月	3~6个月	3~6个月
第三年	3个月	3~6个月	6个月	6个月
第四年	3~6个月	6~12个月	1年（必要时）	1年
第五年	6个月	1年	1年（必要时）	1年

同时根据患儿实际情况，定期复查血常规、生化常规、内分泌检测、听力检查、心脏功能检测等相关检查。如随访过程中，出现不伴临床症状的AFP增高，建议增加复查频次并配合相应的影像学检查，以便及早发现复发的迹象。

[1] 樊代明. 整合肿瘤学·临床卷[M]. 北京：科学出版社，2021.

[2] SPECTOR L G，BIRCH J. The epidemiology of hepatoblastoma [J]. Pediatric blood & cancer，2012，59（5）：776-9.

[3] HUNG G Y，LIN L Y，YU T Y，et al. Hepatoblastoma incidence in Taiwan：A population-based study [J]. Journal of the Chinese Medical Association：JCMA，2018，81（6）：541-7.

[4] 鲍萍萍，李凯，吴春晓，等.2002-2010年上海市户籍儿童恶性实体肿瘤发病特征和变化趋势分析[J].中华儿科杂志，2013（04）：288-294

[5] Howlader N，N. A. K. M.，SEER Cancer Statistics Review，1975-2009（Vintage 2009 Populations），in Childhood cancer by the ICCC. 2012，National Cancer Institute.

[6] VON SCHWEINITZ D. Management of liver tumors in childhood [J]. Seminars in pediatric surgery，2006，15（1）：17-24.

[7] ARONSON D C，MEYERS R L. Malignant tumors of the liver in children [J]. Seminars in pediatric surgery，2016，25（5）：265-75.

[8] KATZENSTEIN H M，LANGHAM M R，MALOGOLOWKIN M H，et al. Minimal adjuvant chemotherapy for children with hepatoblastoma resected at diagnosis （AHEP0731）：a Children's Oncology Group，multicentre，phase 3 trial [J]. The Lancet Oncology，2019，20（5）：719-27.

[9] YUAN X J，WANG H M，JIANG H，et al. Multidisciplinary effort in treating children with hepatoblastoma in China [J]. Cancer letters，2016，375（1）：39-46.

[10] HAEBERLE B，RANGASWAMI A，KRAILO M，et al. The importance of age as prognostic factor for the outcome of patients with hepatoblastoma：Analysis from the Children's He-

patic tumors International Collaboration （CHIC） database [J].
Pediatric blood & cancer, 2020, 67 （8）: e28350.

[11] TROBAUGH-LOTRARIO A D, VENKATRAMANI R, FEUS-
NER J H. Hepatoblastoma in children with Beckwith-Wiede-
mann syndrome: does it warrant different treatment? [J]. Jour-
nal of pediatric hematology/oncology, 2014, 36 （5）: 369-
73.

[12] WEKSBERG R, SHUMAN C, SMITH A C. Beckwith-Wiede-
mann syndrome [J]. American journal of medical genetics Part
C, Seminars in medical genetics, 2005, 137c （1）: 12-23.

[13] ALGAR E M, ST HEAPS L, DARMANIAN A, et al. Pater-
nally inherited submicroscopic duplication at 11p15.5 impli-
cates insulin-like growth factor II in overgrowth and Wilms' tu-
morigenesis [J]. Cancer research, 2007, 67 （5）: 2360-5.

[14] CLERICUZIO C L, CHEN E, MCNEIL D E, et al. Serum al-
pha-fetoprotein screening for hepatoblastoma in children with
Beckwith-Wiedemann syndrome or isolated hemihyperplasia
[J]. The Journal of pediatrics, 2003, 143 （2）: 270-2.

[15] ARETZ S, KOCH A, UHLHAAS S, et al. Should children at
risk for familial adenomatous polyposis be screened for hepato-
blastoma and children with apparently sporadic hepatoblastoma
be screened for APC germLine mutations? [J]. Pediatric blood &
cancer, 2006, 47 （6）: 811-8.

[16] TAN Z H, LAI A, CHEN C K, et al. Association of trisomy
18 with hepatoblastoma and its implications [J]. European jour-
nal of pediatrics, 2014, 173 （12）: 1595-8.

[17] JANITZ A E, RAMACHANDRAN G, TOMLINSON G E, et
al. Maternal and paternal occupational exposures and hepato-
blastoma: results from the HOPE study through the Children's
Oncology Group [J]. Journal of exposure science & environmen-
tal epidemiology, 2017, 27 （4）: 359-64.

[18] MUSSA A，MOLINATTO C，BALDASSARRE G，et al. Cancer Risk in Beckwith−Wiedemann Syndrome：A Systematic Review and Meta−Analysis Outlining a Novel（Epi）Genotype Specific Histotype Targeted Screening Protocol [J]. The Journal of pediatrics，2016，176：142−9.e1.

[19] WU J T，BOOK L，SUDAR K. Serum alpha fetoprotein （AFP）levels in normal infants [J]. Pediatric research，1981，15（1）：50−2.

[20] 黄一晋，王焕民.甲胎蛋白异质体在儿童肿瘤中的研究进展 [J].中华小儿外科杂志，2017，38（05）：395−398.

[21] KAWAHARA I，FUKUZAWA H，URUSHIHARA N，et al. AFP−L3 as a Prognostic Predictor of Recurrence in Hepatoblastoma：A Pilot Study [J]. Journal of pediatric hematology/oncology，2021，43（1）：e76−e9.

[22] 马浙平，单钰莹，周叶明，等.PIVKA−Ⅱ生物学作用及其 在肝细胞癌诊断和预后判断中的价值[J].中华肝胆外科杂 志，2021，27（04）：309−313.

[23] 肝母细胞瘤病理诊断专家共识[J].中华病理学杂志，2019 （03）：176−181.

[24] TANAKA Y，INOUE T，HORIE H. International pediatric liver cancer pathological classification：current trend [J]. International journal of clinical oncology，2013，18（6）：946−54.

[25] FAZLOLLAHI L，HSIAO S J，KOCHHAR M，et al. Malignant Rhabdoid Tumor，an Aggressive Tumor Often Misclassified as Small Cell Variant of Hepatoblastoma [J]. Cancers，2019，11（12）．

[26] TOWBIN A J，MEYERS R L，WOODLEY H，et al. 2017 PRETEXT：radiologic staging system for primary hepatic malignancies of childhood revised for the Paediatric Hepatic International Tumour Trial（PHITT）[J]. Pediatric radiology，2018，48（4）：536−54.

[27] CZAUDERNA P, HAEBERLE B, HIYAMA E, et al. The Children's Hepatic tumors International Collaboration (CHIC): Novel global rare tumor database yields new prognostic factors in hepatoblastoma and becomes a research model [J]. European journal of cancer (Oxford, England: 1990), 2016, 52: 92-101.

[28] MEYERS R L, TIAO G, DE VILLE DE GOYET J, et al. Hepatoblastoma state of the art: pre-treatment extent of disease, surgical resection guidelines and the role of liver transplantation [J]. Current opinion in pediatrics, 2014, 26 (1): 29-36.

[29] 袁晓军.儿童肝母细胞瘤多学科诊疗专家共识（CCCG-HB-2016）[J].中华小儿外科杂志, 2017, 38 (10): 733-739.

[30] MALOGOLOWKIN M H, KATZENSTEIN H M, KRAILO M, et al. Treatment of hepatoblastoma: the North American cooperative group experience [J]. Frontiers in bioscience (Elite edition), 2012, 4: 1717-23.

[31] ZSIROS J, BRUGIERES L, BROCK P, et al. Dose-dense cisplatin-based chemotherapy and surgery for children with high-risk hepatoblastoma (SIOPEL-4): a prospective, single-arm, feasibility study [J]. The Lancet Oncology, 2013, 14 (9): 834-42.

[32] CZAUDERNA P. Hepatoblastoma throughout SIOPEL trials - clinical lessons learnt [J]. Frontiers in bioscience (Elite edition), 2012, 4: 470-9.

[33] HAEBERLE B, SCHWEINITZ D. Treatment of hepatoblastoma in the German cooperative pediatric liver tumor studies [J]. Frontiers in bioscience (Elite edition), 2012, 4: 493-8.

[34] HIYAMA E, UEDA Y, ONITAKE Y, et al. A cisplatin plus pirarubicin-based JPLT2 chemotherapy for hepatoblastoma: experience and future of the Japanese Study Group for Pediatric

Liver Tumor （JPLT） [J]. Pediatric surgery international, 2013, 29 （10）: 1071-5.

[35] MEYERS R L, MAIBACH R, HIYAMA E, et al. Risk-stratified staging in paediatric hepatoblastoma: a unified analysis from the Children's Hepatic tumors International Collaboration [J]. The Lancet Oncology, 2017, 18 （1）: 122-31.

[36] MAIBACH R, ROEBUCK D, BRUGIERES L, et al. Prognostic stratification for children with hepatoblastoma: the SIOPEL experience [J]. European journal of cancer （Oxford, England: 1990）, 2012, 48 （10）: 1543-9.

[37] SAETTINI F, CONTER V, PROVENZI M, et al. Is multifocality a prognostic factor in childhood hepatoblastoma? [J]. Pediatric blood & cancer, 2014, 61 （9）: 1593-7.

[38] FAHY A S, SHAIKH F, GERSTLE J T. Multifocal hepatoblastoma: What is the risk of recurrent disease in the remnant liver? [J]. Journal of pediatric surgery, 2019, 54 （5）: 1035-40.

[39] ZSíROS J, MAIBACH R, SHAFFORD E, et al. Successful treatment of childhood high-risk hepatoblastoma with dose-intensive multiagent chemotherapy and surgery: final results of the SIOPEL-3HR study [J]. Journal of clinical oncology: official journal of the American Society of Clinical Oncology, 2010, 28 （15）: 2584-90.

[40] FUCHS J, RYDZYNSKI J, VON SCHWEINITZ D, et al. Pretreatment prognostic factors and treatment results in children with hepatoblastoma: a report from the German Cooperative Pediatric Liver Tumor Study HB 94 [J]. Cancer, 2002, 95 （1）: 172-82.

[41] DE IORIS M, BRUGIERES L, ZIMMERMANN A, et al. Hepatoblastoma with a low serum alpha-fetoprotein level at diagnosis: the SIOPEL group experience [J]. European journal of

cancer (Oxford, England: 1990), 2008, 44 (4): 545-50.

[42] TROBAUGH-LOTRARIO A D, TOMLINSON G E, FINE-GOLD M J, et al. Small cell undifferentiated variant of hepatoblastoma: adverse clinical and molecular features similar to rhabdoid tumors [J]. Pediatric blood & cancer, 2009, 52 (3): 328-34.

[43] MEYERS R L, ROWLAND J R, KRAILO M, et al. Predictive power of pretreatment prognostic factors in children with hepatoblastoma: a report from the Children's Oncology Group [J]. Pediatric blood & cancer, 2009, 53 (6): 1016-22.

[44] WANAGURU D, SHUN A, PRICE N, et al. Outcomes of pulmonary metastases in hepatoblastoma--is the prognosis always poor? [J]. Journal of pediatric surgery, 2013, 48 (12): 2474-8.

[45] RAI P, J H F. Cerebral Metastasis of Hepatoblastoma: A Review [J]. Journal of pediatric hematology/oncology, 2016, 38 (4): 279-82.

[46] MALOGOLOWKIN M H, KATZENSTEIN H M, MEYERS R L, et al. Complete surgical resection is curative for children with hepatoblastoma with pure fetal histology: a report from the Children's Oncology Group [J]. Journal of clinical oncology: official journal of the American Society of Clinical Oncology, 2011, 29 (24): 3301-6.

[47] PERILONGO G, MAIBACH R, SHAFFORD E, et al. Cisplatin versus cisplatin plus doxorubicin for standard-risk hepatoblastoma [J]. The New England journal of medicine, 2009, 361 (17): 1662-70.

[48] HIYAMA E, HISHIKI T, WATANABE K, et al. Outcome and Late Complications of Hepatoblastomas Treated Using the Japanese Study Group for Pediatric Liver Tumor 2 Protocol [J]. Journal of clinical oncology: official journal of the American

Society of Clinical Oncology, 2020, 38 (22): 2488-98.

[49] KATZENSTEIN H M, FURMAN W L, MALOGOLOWKIN M H, et al. Upfront window vincristine/irinotecan treatment of high-risk hepatoblastoma: A report from the Children's Oncology Group AHEP0731 study committee [J]. Cancer, 2017, 123 (12): 2360-7.

[50] 甄子俊, 刘钧澄, 周李, 等.100例肝母细胞瘤基于新危险分层的治疗结果分析[J].中华肿瘤杂志, 2021, 43 (02): 228-232

[51] HIBI T, RELA M, EASON J D, et al. Liver Transplantation for Colorectal and Neuroendocrine Liver Metastases and Hepatoblastoma. Working Group Report From the ILTS Transplant Oncology Consensus Conference [J]. Transplantation, 2020, 104 (6): 1131-5.

[52] KULKARNI S, BRAUER D G, TURMELLE Y, et al. Surgical Therapy for Pediatric Hepatoblastoma in the USA over the Last Decade: Analysis of the National Cancer Database [J]. Journal of gastrointestinal cancer, 2021, 52 (2): 547-56.

[53] MOOSBURNER S, SCHMELZLE M, SCHöNING W, et al. Liver Transplantation Is Highly Effective in Children with Irresectable Hepatoblastoma [J]. Medicina (Kaunas, Lithuania), 2021, 57 (8).

[54] PIRE A, TAMBUCCI R, DE MAGNéE C, et al. Living donor liver transplantation for hepatic malignancies in children [J]. Pediatric transplantation, 2021, 25 (7): e14047.

[55] PONDROM M, PARIENTE D, MALLON B, et al. Tumor rupture in hepatoblastoma: A high risk factor? [J]. Pediatric blood & cancer, 2020, 67 (9): e28549.

[56] EZEKIAN B, MULVIHILL M S, SCHRODER P M, et al. Improved contemporary outcomes of liver transplantation for pediatric hepatoblastoma and hepatocellular carcinoma [J]. Pediatric

transplantation，2018，22（8）：e13305.

[57] TALAKIĆ E，JANEK E，MIKALAUSKAS S，et al. Liver Transplantation in Malignancies：A Comprehensive and Systematic Review on Oncological Outcome [J]. Visceral medicine，2021，37（4）：302-14.

[58] DE VILLE DE GOYET J，MEYERS R L，TIAO G M，et al. Beyond the Milan criteria for liver transplantation in children with hepatic tumours [J]. The lancet Gastroenterology & hepatology，2017，2（6）：456-62.

[59] 夏强.中国儿童肝移植临床诊疗指南（2015版）[J].临床肝胆病杂志，2016，32（07）：1235-1244.

[60] 钭金法，王金湖，熊启星，等.不可切除型肝母细胞瘤的术前介入治疗临床研究[J].中华小儿外科杂志，2006（07）：341-344.

[61] ZHANG J，XU F，CHEN K，et al. An effective approach for treating unresectable hepatoblastoma in infants and children：Pre-operative transcatheter arterial chemoembolization [J]. Oncology letters，2013，6（3）：850-4.

[62] KARSKI E E，DVORAK C C，LEUNG W，et al. Treatment of hepatoblastoma with high-dose chemotherapy and stem cell rescue：the pediatric blood and marrow transplant consortium experience and review of the literature [J]. Journal of pediatric hematology/oncology，2014，36（5）：362-8.

[63] SEMERARO M，BRANCHEREAU S，MAIBACH R，et al. Relapses in hepatoblastoma patients：clinical characteristics and outcome--experience of the International Childhood Liver Tumour Strategy Group（SIOPEL）[J]. European journal of cancer（Oxford，England：1990），2013，49（4）：915-22.

[64] ZSíROS J，BRUGIèRES L，BROCK P，et al. Efficacy of irinotecan single drug treatment in children with refractory or recurrent hepatoblastoma--a phase II trial of the childhood liver

tumour strategy group（SIOPEL）[J]. European journal of cancer（Oxford, England: 1990），2012，48（18）：3456-64.

[65] QAYED M，POWELL C，MORGAN E R，et al. Irinotecan as maintenance therapy in high-risk hepatoblastoma [J]. Pediatric blood & cancer，2010，54（5）：761-3.

[66] 樊代明. 整合肿瘤学·基础卷[M]. 西安：世界图书出版西安有限公司，2021.

中国肿瘤整合诊治指南

第三篇　神经母细胞瘤

— 第一章 ————————————

概述

神经母细胞瘤（Neuroblastoma，NB）是儿童常见的颅外实体瘤之一，尤其是小于5岁婴幼儿常见的恶性肿瘤，源于原始神经嵴细胞，可发生于肾上腺髓质或椎旁交感神经系统。占儿童恶性肿瘤的8%~10%，病死率却达15%，其生物学行为多样，病因复杂，尤其高危NB，肿瘤异质性更明显，制定多中心、多学科诊治指南尤为重要。

国际上开展的多中心临床试验结果，逐步改善了NB的预后，目前高危NB治愈率也提高到50%左右。由于国际上各个NB协作组织的分期及危险度各有侧重，导致部分病例临床分析结果存在差异。国际NB危险度分组（INRG）组织制定的基于影像学定义危险因子的治疗前分期和危险度分组方案，考虑到NB治疗前评估及手术策略的相关因素，有利于各分组间临床比较，目前被国际很多医疗临床及研究机构所采用。

— 第二章 —

神经母细胞瘤的流行病学与筛查

第一节 流行病学

NB是儿童时期最常见的颅外实体瘤。在美国，每年大约有650例NB被诊断。发病率每百万分之10.2例，是生命第一年最常出现的癌症，也是最常见的颅外实体恶性肿瘤，在所有儿童恶性肿瘤中占8%~10%。儿童期癌症死亡率中的15%是由NB造成的。其中婴儿患病率约为1例/7000人，15岁以下儿童约为10.54例/100万人，90%在诊断时年龄小于5岁，发病率随年龄增长而降低。NB的生存率，1岁以下儿童五年生存率从86%增加到95%，1至14岁儿童从34%增加至68%。

目前研究显示药物、性激素、低出生体重、先天异常、母体酒精和烟草暴露、母亲自然流产史,以及父亲的职业暴露与该病无直接相关性证据。家族性NB发病率只有1%~2%，且一般年龄较小，约20%的病例为双侧或多灶性疾病。

第二节　筛查

研究表明通过筛查，NB的检出有所增加；然而，这并未改善预后。大部分NB都会产生儿茶酚胺，且尿中可检出儿茶酚胺代谢物香草扁桃酸和高香草酸。德国的研究对比140万例接受筛查的1岁儿童和同样规模对照组的尿液分析。与其他研究一致，在筛查组检出了更多的NB病例；然而，筛查组和对照组中4期疾病患病率相似，分别是3.7/100万和3.8/100万；死亡率分别为1.3/100万和1.2/100万。研究结果认为对婴儿进行NB婴儿的筛查并不能降低其死亡率，因而不提倡早期筛查。在小于18个月的孩子中，病灶出现自发消退。因此，在此人群中的筛查会导致过度诊断。

第三章

神经母细胞瘤的诊断

第一节 临床表现

NB在临床表现上存在极大异质性，瘤细胞能从未分化状态自然消退到完全彻底的良性细胞表现，也能表现为即使高强度、多方法治疗也不能控制疾病进展。NB源于未分化的交感神经节细胞，故凡有胚胎性交感神经节细胞的部位，都可发生NB。临床表现因组织学位置的广泛分布、诊断年龄不同和受累程度不同而有很大差异。NB可出现副肿瘤综合征，如胆胺或血管活性肠肽的过度生成。过量胆胺可表现为发汗、面色潮红和心悸，过量血管活性肠肽可表现为脱水、腹泻和继发性电解质异常。眼阵挛-肌阵挛综合征也可见于NB。临床表现包括以下几种：

（1）腹部肿块：这是NB最常见表现。

（2）眼睑突出症和眶周瘀斑：常见于高危患者，起因于球后转移。

（3）腹胀：可能由于肝转移或肿瘤巨大，导致婴儿呼吸困难。

（4）骨痛：与转移性疾病有关。

（5）全血细胞减少：可能由于广泛骨髓转移所致。

（6）发烧、高血压和贫血：多见于有转移患者，偶尔在无转移患者中发现。

（7）麻痹：椎旁神经节的NB可通过神经孔侵入，压迫脊髓，引起麻痹。有症状脊髓受压需立即治疗。

（8）水样腹泻：在极少数情况下，儿童可能因肿瘤分泌血管活性肠肽而引起严重水样腹泻，或患肠道淋巴管扩张症而丧失蛋白质的肠病。化疗还可引起血管活性肠肽分泌，肿瘤切除术会减少血管活性肠肽分泌。

（9）霍纳综合征：霍纳综合征的特征为瞳孔缩小，上睑下垂和多汗症，是由于NB累犯星状神经节引起的。

（10）皮下皮肤结节：NB的皮下转移瘤通常在其上层皮肤上呈现蓝紫色，通常在婴儿中可见。

青少年中NB的临床表现与儿童相似。但骨髓受累在青少年中发生频率低，在其他部位（如肺部或脑部）的转移频率更高。

第二节　病理组织学

NB是源于交感神经节的肿瘤，是从发育中的脊髓外层迁移过来的神经母细胞或原始神经嵴细胞所衍化的。恶性未分化的神经母细胞及良性已分化的神经节细胞可能是"成熟"过程的不同阶段，节细胞NB在细胞分化程度上介于NB和节细胞神经瘤二者之间。

NB的大体形态呈结节状，可有假包膜，常见出血、坏死及钙化灶。多数肿瘤含低分化的原始NB，有些肿瘤有不同程度混合的富有细胞质的细胞，细胞质突起，有中心纤维的菊形团及成熟的神经节细胞。电子显微镜检查可见含有纵形排列微小管的外围齿状突起，特点是有电子致密核心（electron dense cores）的有包膜的小圆颗粒，即是细胞质内积聚的儿茶酚胺。

组织学类型包括NB（neuroblastoma /NB）、节细胞性神经母细胞瘤（ganglioneuroblastoma /GNB）、神经节细胞瘤（ganglioneuroma/GN）三个基本类型，与交感神经系统的正常分化模型相一致，具有独特和难以预测的临床行为及生物学特性，表现为退化、自然消退、分化成熟及侵袭进展等。

1 INRG NB 病理组织学分类

1.1 形态学分类（病理类型和分化程度）

（1）NB（Schwannian 间质贫乏）：未分化的；弱分化的；分化中的。

（2）节细胞 NB，混合型（Schwannian 间质丰富）。

（3）节细胞神经瘤：成熟中。

（4）节细胞 NB，结节型（混合型，Schwannian 间质丰富/优势和贫乏）：未分化的；弱分化的；分化中的。

1.2 MKI 分为三级

低度（<100/5000）；中度（100~200/5000）；高度（>200/5000）。

第三节 分子生物学

1 胚系变异

1%~2% 的 NB 患者有家族史，即发生胚系变异。患者平均初诊年龄为 9 个月，约 20% 为多原发灶。最常见的胚系变异为 ALK 突变、PHOX2B 突变和 1 p36 或 11 q14-23 缺失等。通过激活 ALK 原癌基因的酪氨酸激酶结构域而使其发生突变，可导致大多数遗传性 NB 的发生。这些种系突变编码激酶结构域关键区域的单碱基替换，导致激酶的结构性激活和癌前状态。导致致癌基因激活的突变同样存在于 5~15% 的 NB 患者的体细胞中。患有散发或家族性 NB 的患儿，若同时联合先天性中枢性低通气综合征或先天性巨结肠或两者兼有，则通常存在同源框基因 PHOX2B 失活。因此，只要患者有 NB 家族史或其他强烈提示可遗传突变的临床症状，如双侧原发性肾上腺肿瘤，就需要对 ALK 和 PHOX2B 处的突变进行基因检测。

2 体系变异

与成人癌症相比，NB 体系变异特点为较低的外显子突变频率。低中危 NB 患儿体系变异特征为发生整个染色体的数量改变或倍性变为超二倍体。高危 NB 患儿体系变异特点主要概括为：常发生 1p、1q、3p、11q、14q、17p 等节段性染色体畸变；MYCN 基因扩增（占 16%~25%）；低频率的外显子突变，如 ALK 为最常见突变，占 10%，其他为 ATRX、PTPN11、ARID1A、ARID1B 等；促进端粒延长的基因组改变。这些多预示着：患儿确诊时年龄较大；肿瘤处于较晚期；复发风险较高；预后较差。

由于 MYCN 扩增对临床结果有显著影响，故被常规用作治疗分层的生物标记。其实自最初发现 MYCN 以来，已经提出了许多用于 NB 的预后生物标志物，其中被研究最多的是组织病理学说的分类，DNA指数（倍性）和特定节段染色体畸变。DNA拷贝数异常分为两大预后类别：全染色体增加导致超二倍体与良好预后有关；而节段性染色体畸变，例如MYCN扩增和染色体物质的区域性缺失或获得，都与不良预后有关，如1p、1q、3p、11q、14q、17p等节段性染色体畸变。在非MYCN扩增的情况下，节段性染色体畸变可预测局限性不可切除或转移性NB的婴儿复发。另外，复发NB体系变异特点为体系突变频率增加，这使应用二代深度测序更有意义，复发病例变异类型主要为RAS-MAPK信号通路活跃。而其他分子特征，如RNA调控改变、表观遗传改变，以及综合这些因素，可能也会为高危患者群的细分提供基础，以更加精准地为患者安排合适的治疗方案。

第四节 诊断

1 治疗前检查

NB的临床病情检查是多层面的。原发性肿瘤评估一般包含CT和/或MRI。MRIs在评估椎管延伸和肝疾病状态时也很有用。在适当情况下，手术可切除性很大程度是基于这个评估。大多数病例都有大量儿茶酚胺产生。这也产生了可检测的代谢物，包括香草扁桃酸和高香草酸。这些标志物可在病情检查的早期阶段将 NB 与其他肿瘤类型区分开来。骨髓评估时，需要做双侧髂嵴后吸出物和活组织检查。检测转移性疾病的首要措施是 ^{123}I-碘苄胍（MIBG）或 ^{18}F-FDG 示踪的 FDG-PET 筛查。目前不推荐使用锝放射性核素骨扫描，因这种方法的灵敏性和特异性不高。

具体治疗前检查包括：

（1）肿瘤组织学检查：肿瘤切除或活检（影像学引导带芯活检针穿刺或开放活检）。

（2）骨髓穿刺/活检：至少两个不同部位的骨髓样本，一般是双侧髂骨。

骨髓活检（推荐）：

a）组织形态学；b）免疫组化方法（IHC）：突触素、酪氨酸羟化酶、嗜铬粒蛋白 A、PHOX2B、CD56、PGP9.5 和 S-100。（至少包含 2 项）

骨髓穿刺（MD 检测）：

a）骨髓涂片细胞形态学；b）免疫细胞学 GD2 检测，或 RTqPCR 检测酪氨酸羟化酶和 PHOX2B。

（3）肿瘤标记物：尿 VMA/HVA，血 NSE。

（4）常规影像检查：强化 CT、MRI（椎旁原发必查）、超声。

（5）功能影像检查：国际首推 MIBG 扫描，如 MIBG 不摄取者再行 PET-CT 检查；国内受限于 MIBG

扫描可及性，行PET-CT检查。

（6）实验室及辅助检查：血常规、尿常规、肝肾功能、离子检测、LDH、铁蛋白、流病检测、听力检测、EEG和超声心动。

（7）基因分子生物学检测：MYCN扩增、DNA倍性、节段性染色体变异11q。

表3-3-1　建议

检测项目	推荐检测方法
MYCN扩增	传统：FISH 其他：PCR、aCGH、SNP arrays、WGS
染色体倍性	传统：流式 其他：aCGH、SNP arrays、WGS
节段染色体变异： 必做：11q 选做：1p，2p，3p，4p，14q和17q等	FISH、MLPA、aCGH、SNP arrays、WGS
基因突变（选做）： ALK、TERT、RAS / MARK等基因	Sanger测序（一代测序）、PCR、Panel、WGS

注：
FISH：荧光原位杂交（fluorescence in situ hybridisation）；PCR：聚合酶链式反应（polymerase chain reaction）；aCGH：基于阵列的比较基因组杂交（array-based comparative genomic hybridisation）；SNP：单核苷酸多态性（single nucleotide polymorphism）；WGS：全基因组测序（whole genome sequencing）；MLPA：多重连接探针扩增技术（multiplex ligation-dependent probe amplification）。

2　NB的诊断标准

具备下述一项即可确诊：

（1）肿瘤组织光镜下获得肯定的病理学诊断。

（2）骨髓穿刺或活检发现特征性NB细胞（小圆细胞，呈巢状或菊花团状排列或抗GD2抗体染色阳性），并伴尿中VMA升高，血清NSE升高。

第五节　治疗前分期及危险度分组

基于NB临床特性的异质性，将NB患儿分组治疗是必要的。局限性病灶的患儿大部分可经手术治愈，而大于1岁的晚期患儿尽管接受了高强度、多方法（强诱导、手术、放疗、术后清髓化疗+干细胞移植、视黄酸诱导分化和免疫抗体治疗等）治疗，生存率仍较低，因此准确的分期及危险度分组能指导治疗强度选择，从而避免治疗过程中的不足或过度。

随着对NB分子生物学及临床特性的研究发掘及医疗工作者的医疗经验积累，逐渐的将肿瘤分期、首次确诊年龄、病理学分型、基因分子生物学特性（染色体倍数、N-MYC基因扩增、11q异常等）纳入指导治疗的分组中，比较有时间代表性的分期原则有，在1971年提出的EVANS分期，它为1988年提出的INSS分期奠定了基础，1993年对INSS分期进行修改并发表，这一分期被世界各地医疗机构接受，并逐步取代了之前存在的各种分期系统，后于2004年由美国、澳大利亚、欧洲及日本等倡导成立的国际NB危险度协作组（INRG），其目的是建立国际上大家可以认可的分期系统和危险度分级，便于比较各国的治疗效果。2009年该组织发表了基于影像学定义的危险因子（image-defined risk factors，IDRFs）和以此为依据的IN-RG分期系统，INRG分期系统为术前分期，排除了外科医师水平及手术范围等对疾病评估的影响。其领导了一个大型国际联盟来汇集数据，从而形成了一个具有8800例NB患者的队列，这些人都参与了1990到2002年间开展的调查研究，包括北美和澳大利亚的COG、欧洲的国际儿童肿瘤学NB研究网络组（SIO-PEN-R-NET）、德国的GPOH和在日本的日本前沿NB研究组（JANB）、日本婴儿NB合作研究组（JINCS）。

这一独特数据群的分析促进了新肿瘤分期系统的发展，该分期系统根据术前B超、CT和（或）MRI、^{123}I MIBG；^{99m}Tc MDP骨扫描等影像学手段，得到影像定义风险因素（image-defined risk factors，IDRF），并根据年龄、疾病影像学累及范围及IDRF等将患儿分别纳入L1、L2、M、MS四个分期中。同时，基于13种潜在预后因素的评估，新INRG分类系统共具16种统计学上不同的风险群。根据诊断时的年龄、

INRG肿瘤分期、组织学分类、肿瘤的分化程度、DNA倍性，以及MYCN致癌基因位点和染色体11q处的拷贝数目的分析，以及5年无事件生存率为>85%，大于75且≤85%，≥50且≤75%，以及<50%而提出了四大类——极低危、低危、中危和高危。通过基于风险因素的治疗分组，能将每个NB患儿准确地归入应当的治疗组，达到一种个体化治疗状态，避免出现不足治疗及过度治疗。

1 基于影像学定义的危险因子（IDRFs）

（1）单侧病变，延伸到两个间室：颈部-胸腔；胸腔-腹腔；腹腔-盆腔。

（2）颈部：肿瘤包绕颈动脉，和/或椎动脉，和/或颈内静脉；肿瘤延伸到颅底；肿瘤压迫气管。

（3）颈胸连接处：肿瘤包绕臂丛神经根；肿瘤包绕锁骨下血管，和/或椎动脉，和/或颈动脉；肿瘤压迫气管。

（4）胸部：肿瘤包绕胸主动脉和/或主要分支；肿瘤压迫气管和/或主支气管；低位后纵隔肿瘤，侵犯到T9和T12之间肋椎连接处（因为此处易损伤Adamkiewicz动脉）。

（5）胸腹连接处：肿瘤包绕主动脉和/或腔静脉。

（6）腹部和盆腔：肿瘤侵犯肝门和/或肝十二指肠

韧带；肿瘤在肠系膜根部包绕肠系膜上动脉分支；肿瘤包绕腹腔干和/或肠系膜上动脉的起始部；肿瘤侵犯一侧或双侧肾蒂；肿瘤包绕腹主动脉和/或下腔静脉；肿瘤包绕髂血管；盆腔肿瘤越过坐骨切迹。

（7）椎管内延伸：轴向平面超过1/3的椎管被肿瘤侵入，和/或环脊髓软脑膜间隙消失，和/或脊髓信号异常。

（8）邻近器官/组织受累：心包、横膈、肾脏、肝脏、胰-十二指肠和肠系膜受累。

注：

下列情况应当记录，但不作为IDRFs：多发原发灶；胸水，伴有/无恶性细胞；腹水，伴有/无恶性细胞。需要的影像学技术包含：CT 和/或 MRI；[123] I-MIBG；PET-CT。

2　INRG 分期

表3-3-2　INRG 分期

分期	定义
L1	局限性肿瘤，限于一个间室内，不具有影像学定义的危险因子（IDRFs）
L2	局限区域性病变，具有一项或多项影像学定义的危险因子
M	任何原发肿瘤伴有远处淋巴结、骨髓、肝、皮肤和（或）其他器官播散（除MS期）
Ms	转移仅限于皮肤、肝和（或）骨髓转移（限于年龄小于18个月的婴儿），原发肿瘤可以是1期、2期或3期

3　危险度分组

表3-3-3　危险度分组

INRG分期	诊断年龄（月）	组织学类型	分化程度	MYCN	11q变异	倍性	危险度分组
L1/L2		节细胞神经瘤-成熟中型；节细胞NB-混合型					极低危
L1		除节细胞神经瘤-成熟中型和节细胞NB-混合型以外		不扩增			极低危
				扩增			中危
L2	<18	除节细胞神经瘤-成熟中型和节细胞NB-混合型以外		不扩增	无		低危
					有		中危
	≥18	节细胞NB-结节型；NB	分化型	不扩增	无		低危
					有		中危
			分化差和未分化型	不扩增			中危
				扩增			高危
M	<18			不扩增		超二倍体	低危
	<12			不扩增		二倍体	中危
	≥12且<18			不扩增		二倍体	中危
	<18			扩增			高危
	≥18						高危
MS	<18			不扩增	无		极低危
					有		高危
				扩增			高危

神经母细胞瘤的治疗

第一节 神经母细胞瘤多中心、多学科整合诊疗原则

NB虽然是儿童的第三大恶性肿瘤，其发病率却很低，对统计数据和开展临床试验，单一机构具有的病例远远不够，成立多中心协作组可解决这一问题，目前世界上存在的协作组主要有：欧洲NB研究组（ENSG）、国际儿童肿瘤协会–欧洲NB小组（SIOPEN）、北美及澳大利亚儿童肿瘤协作组（COG）、德国儿童血液病学及肿瘤协作组（GPOH）、日本儿童肿瘤协会NB分会（JNBSG），及在2004年成立的国际儿童风险评估协作组（INRG）（包含了来自美国、澳大利亚、欧洲和日本等地区的医疗机构），以及国内的中国抗癌协会小儿肿瘤专业委员会（CCCG）NB协作组。这些多中心协作组为大样本基础研究、临床经验的积累、临床试验的进行和临床数据的统计分析等提供了很好的平台。

另外，NB是儿童肿瘤中典型的需要多学科整合诊治（Multi-disciplinary Team/Treatment to Holistic Integrative Medicine，MDT to HIM）的疾病。其中全身化疗、手术治疗是核心治疗手段，而放疗、干细胞移植治疗及免疫靶向药物治疗等在疾病不同阶段也发挥重要作用。NB的发生部位也多样，更需要各亚专业治疗专家（如腹外科、胸科、盆腔肿瘤科、血管外科、超声科、影像科、病理科等和其他相关的医学专业人员）共同协作诊治。

第二节　神经母细胞瘤规范诊疗原则

在人类实体肿瘤中，NB是独特的，其显著的异质性，决定更应规范诊疗。局限性病灶的患儿大部分可被手术治愈，而大于1岁的晚期患儿尽管接受了高强度、多方法（强诱导、手术、放疗、术后清髓化疗+干细胞移植、视黄酸诱导分化和免疫抗体治疗等）治疗，生存率仍较低，因此准确的分期能够指导治疗强度的选择，从而避免治疗过程中的不足治疗或过度。目前认为生物学特性是决定NB与治疗的关键因素：对有着良好生物学特性的NB患者，其治疗强度已有很明显的降低趋势；与之相比，对于具有不良预后特征的NB，其治疗方法已转为强化放化疗。

低中危组患儿的治疗，已取得了较为稳定满意的疗效，当前的主要任务是在分期原则及风险评估时引入更能指导预后的因素，细化组内分组，如INRG对2660例1、2期NB患儿进行回顾性研究发现：低分期，伴有N-MYC基因扩增的患儿之间预后差异也很大，如果细胞倍数表现为二倍体的患儿群体愈合明显的要比多倍体的差。因此根据准确治疗分组决定治疗强度是将来中低危组患儿治疗的方向。对于高危组患儿，治疗包括三个阶段，即诱导期（化疗和手术）、巩固期（序贯移植及针对原发肿瘤以及残余转移部位的放疗）和巩固期后（免疫治疗和异维甲酸）。治疗强度非常大，这也就要求对病人治疗前的危险度分组更要精确，避免过度治疗以及治疗不足。

第三节　低危组治疗计划

1　手术+观察

2　化疗联合或不联合手术

化疗适应证：存在脊髓压迫致神经功能障碍、呼吸困难伴或不伴肝肿大、下腔静脉压迫致肾缺血、泌尿和消化道梗阻、严重凝血异常症状；手术未能完全切除且存在肿瘤进展。

化疗方案：术前或术后2~4个疗程化疗，化疗间隔21天。

表3-4-1　低危组化疗方案

疗程	方案
1	CBP+VP-16
2	CBP+CTX+ADR
3	VP-16+CTX
4	CBP+VP-16+ADR

注：
CBP：560mg/m² （小于1岁或体重小于12kg按18mg/kg计算）d1；
VP-16：120mg/m² （4mg/kg）d1-3；
CTX：1000mg/m² （33mg/kg）d1；
ADR：30mg/m² （1mg/kg）d1。

3　观察（不活检）

对于围产期发现的小的肾上腺NB可观察（小于3.1cm实性肿块或者小于5cm囊性肿块），如过程中疾病进展，则采用干预措施。

4　紧急情况下可给予放疗

对化疗反应不够迅速的症状严重危及生命可给予放疗治疗减轻症状。

第四节　中危组治疗计划

1　化疗前或化疗中（约4疗程）择期手术

术后化疗至PR后4个疗程，总疗程不超过8个疗

程，必要时行二次手术。维持治疗：13-cis-RA160mg/
m², 14天/月，共6月。

2 具体化疗方案（化疗至PR后4个疗程）

表3-4-2 中危组化疗方案

疗程	方案名
1	VCR+CDDP+ADR+CTX
2	VCR+CDDP+VP16+CTX
评估（包括BM）	
3	VCR+CDDP+ADR+CTX
4	VCR+CDDP+VP16+CTX
全面评估*	
手术及术后评估	
5	VCR+CDDP+ADR+CTX
6	VCR+CDDP+VP16+CTX
评估	
7	VCR+CDDP+ADR+CTX
8	VCR+CDDP+VP16+CTX
终点评估*	
维持治疗：13-cis-RA160mg/m²，14天/月，共6月	
随访：Q2M随访	

注：
VCR：1.5mg/m². d1（<12kg：0.05mg/kg）；
CTX：1.2g/m². d1（<12kg：40mg/kg）；
Mesna：240 mg/m². d1 q4h×3；
CDDP：90mg/m². d2（<12kg：3mg/kg）；
VP16：160mg/m². d4（<12kg：5.3mg/kg）；
ADR：30mg/ m². d4（<12kg：1mg/kg）。
每21天1疗程，下一疗程开始前ANC>1×10⁹/L，Plt>70×10⁹/L。

*全面评估：包括原发灶和转移灶，听力评估。有骨髓浸润每2疗程行骨髓涂片及MRD检测直至转阴。

*终点评估：主要治疗结束后的全面评估。

第五节 高危组治疗计划

1 治疗计划

治疗计划包括三个阶段，即诱导期（化疗和手术）、巩固期（序贯移植及针对原发肿瘤以及残余转移部位的放疗）和巩固期后维持治疗（免疫治疗和13-cis-RA）。先化疗2周期后，进行自体外周血干细胞采集，后继续化疗2周期后择期手术。术后化疗2个疗程，总疗程不超过6个疗程。常规化疗结束后自体干细胞移植和放疗剂量为21.6Gy的瘤床放疗（推荐行序贯自体干细胞移植，瘤床放疗在两次自体干细胞移植之间进行）。后进行GD2单抗免疫治疗联合GM-CSF和13-cis-RA治疗。

2 具体化疗方案

表3-4-3 高危组化疗方案

疗程	方案名
1	CTX*+TOPO
2	CTX*+TOPO

疗程	方案名
评估（包括BM） 干细胞采集	
3	CDDP+VP-16
4	CTX+DOXO+VCR+MESNA
全面评估*	
手术及术后评估	
5	CDDP+VP-16
6	CTX+DOXO+VCR+MESNA
全面评估*	
ABMT1	
放疗	
ABMT2	
全面评估*	
维持治疗：GD2单抗+GM-CSF 13-cis-RA160mg/m², 14天/月，共6月	
随访：Q2M随访	

注：

CTX*：400mg/m². d1-d5（<12kg：13.3mg/kg）；

Topotecan：1.2mg/m². d1-5. 可用 Irinotecan 代替，120mg/m². d1-3；

CDDP：50mg/m². d1-4（< 12kg：1.66mg/kg）；

VP16：200mg/m². d1-3（<12kg：6.67mg/kg）；

CTX：2100mg/m².d1-2（< 12kg：70mg/kg）；

Mesna：420mg/m². d1-2 q4h×3；

DOXO：25mg/m². d1-3（< 12kg：0.83mg/kg）；

VCR：< 12mon：0.017mg/kg d1-3；

> 12 mon且> 12kg：0.67mg/m² d1-3；

>12 mon且< 12kg：0.022mg/kg d1-3；

总剂量不超过2mg/72h or 0.67 mg/day。

每21天1疗程，下一疗程开始前 ANC>1×10⁹/L，Plt>70×10⁹/L。

儿童肿瘤

第四章 神经母细胞瘤的治疗

3 干细胞移植

3.1 单次移植（马利兰+马法兰）

表 3-4-4　干细胞单次移植

日期	药物	药物
-8 天	马利兰	
-7 天	马利兰	
-6 天	马利兰	
-5 天	马利兰	
-4 天	休息	
-3 天		马法兰
-1 and -2 天	休息	
0 天	自身造血干细胞输注	

注：
马利兰：1mg/kg/dose q6h d-8，-7，-6，-5；
马法兰：140mg/m² d-3；
自体干细胞回输：d0。

3.2　序贯移植

（1）第一次预处理方案（塞替哌/环磷酰胺）

表 3-4-5　塞替哌/环磷酰胺

日期	药物	药物
-7 天	塞替哌	
-6 天	塞替哌	
-5 天	塞替哌	环磷酰胺
-4 天		环磷酰胺
-3 天		环磷酰胺

日期	药物	药物
−2 天		环磷酰胺
−1 天	休息	
0 天	自身造血干细胞输注	

药物	途径	剂量	天
塞替哌 （TEPA）	Ⅳ over 2 hours	300 mg/m²/dose（or if < 12 kg，10 mg/kg/dose）once daily×3 doses	Days −7，−6 and −5
环磷酰胺 （CPM）	Ⅳ over 1 hour	1500 mg/m²/dose（or if < 12 kg，50 mg/kg/dose）once daily×4 doses	Days −5，−4，−3，and −2
美斯那	Ⅳ over 15 minutes	300 mg/m²/dose（or if < 12 kg，10 mg/kg/dose）环磷酰胺前、环磷酰胺后 4 小时、环磷酰胺后 8 小时	Days −5，−4，−3，and −2

（2）第二次预处理方案-CEM

表 3-4-6[1]　CEM

日期	药物	药物	药物
−7 天	马法兰	依托泊苷&	卡铂&
−6 天	马法兰	依托泊苷&	卡铂&
−5 天	马法兰	依托泊苷&	卡铂&
−4 天		依托泊苷&	卡铂&
−3 天	休息		
−2 天	休息		
−1 天	休息		
0 天	自身造血干细胞输注		

注：1. "&"根据 GFR 调整，患者肾小球滤过率（GFR）> 100mL/min/1.73m²。

药物	途径	剂量	时间
马法兰（MEL）	IV 30 minutes	60mg/m²/dose（or if < 12 kg, 2mg/kg/dose）daily× 3 doses	Days −7, −6 and −5
依托泊苷（ETOP）	IV 24 hours	300 mg/m²/dose（or if < 12 kg, 10mg/kg/dose）daily×4 doses	Days −7, −6, −5 and −4
卡铂（CARB）	IV 24 hours	375 mg/m²/dose（or if < 12 kg, 12.5 mg/kg/dose）once daily×4 doses	Days −7, −6, −5 and −4

第六节　手术治疗

根据影像学危险因子和NB的危险度分组选择合适的手术时机和术式，对中低危组，手术是主要的疗法，对高危组，包括手术在内的整合治疗更重要。

1　手术时机的选择

无影像学危险因子的病例（L1期和部分M期）可在诊断时行原发灶切除活检，在完全切除原发肿瘤同时获得足够组织进行病理和分子诊断，按照相应的危险度进行治疗。

偶然发现6个月以下婴儿的小肾上腺肿块（实性肿瘤小于3.1cm或囊性肿瘤小于5cm）无须手术干预，进行观察即可获得极好的的EFS和OS，但须密切观察患者是否有肿瘤进展或扩散，来决定是否需要干预。

含影像学危险因子的病例（L2和部分M期）先行

肿瘤或骨髓穿刺活检或手术切检，获得明确组织学类型、MYCN基因有无扩增及11q有无变异等确定危险度，并根据危险度采取相应治疗。

（1）低危组L2期直接手术。

（2）中危组L2期/M期不宜手术切除，按中危组方案行新辅助化疗，每两周期进行评估，肿瘤缩小的患儿，建议术前化疗不超过4周期。

（3）高危组L2/M期病例存在远处转移，按高危组诱导化疗方案行新辅助化疗，每两周期进行评估，疾病得到有效控制的患儿，建议4周期化疗后手术。

MS期目前无标准治疗，建议对无症状、MYCN不扩增和11q无变异的极低危组患者行支持治疗下的观察；针对有症状的、非常小的婴儿，MYCN扩增及11q变异的高危组患者按高危组治疗。

2 手术范围

初诊患者无法确诊、不适宜穿刺或穿刺组织少无法行组织学及分子诊断的，可考虑原发灶或转移灶手术切开活检，获得足够的肿瘤组织。

低中危组在保证安全的前提下应尽量完整切除病灶。低危组中，无症状和生物学行为良好的患儿即使术后有残留，也可获得极佳生存率，因此应尽量避免手术中过度追求完整切除而致术中、术后严重并发症发生。

高危组化疗有效后（通常4周期）尝试尽可能切除原发肿瘤及相连的淋巴结，高危组肿瘤完全切除和近乎全切（90%以上）相比未达到90%以上切除的病例并没有显示出更好的OS，但可以明显减少局部复发。

对于转移灶，如果经过诱导治疗后局限，且原发灶控制良好，可以考虑手术切除孤立转移灶。

第七节 放疗

1 适应证

（1）低危组：仅有极少数病例，当病变复发且无法手术和化疗时，或肝脾肿大抑制呼吸或脊髓压迫等急诊情况下可考虑放疗。

（2）中危组：放疗仅限于手术或化疗后疾病进展或化疗后肿瘤持续残留患者。

（3）高危组：原发灶瘤床和化疗后持续性转移灶应采用放疗提高局部控制率。

2 放疗靶区

2.1 术区放疗

术后放疗靶区由术前影像学表现和手术医师术中

描述共同决定。针对影像学或手术病理证实的淋巴结转移，照射野不仅包括原发病灶部分，还要包括引流的淋巴结区域，如照射野必须包括一部分椎体，则应将整个椎体包括在照射野内，以减少脊柱侧弯的可能。

2.2 转移灶放疗

超过50%新诊断NB患者已发生，并可发生急症状况，眼眶转移造成视力受损、硬膜外转移引起的脊髓压迫，或骨转移造成严重疼痛。放疗可有效缓解骨和软组织转移引起的症状。

（1）放疗剂量

目前大多数研究机构认可21.6Gy/14f BID或21.6Gy/12f QD的剂量分割模式，大体残留肿瘤局部可推量到30~36Gy。

（2）放疗技术

早期研究结果都基于二维放疗技术，目前适形调强放疗（IMRT）已经成为放疗的主流，很多研究IMRT、Proton等放疗技术与二维技术比较，可提供更好的靶区适形度，同时显著减低包括肾脏在内的危及器官受量。

（3）放疗副反应

急性反应包括胃肠道系统、神经系统、泌尿系统和骨髓抑制等。远期毒性主要为对骨骼肌肉系统的生长抑制和第二肿瘤。

第八节　免疫治疗

GD2（双唾液酸神经节苷脂）是一种在所有NB的细胞外膜中大量存在的表面抗原。GD2也在黑色素瘤、骨肉瘤、软组织肉瘤和小细胞肺癌等多种肿瘤细胞外膜都有不同程度的表达，而正常组织几乎不表达。目前公认GD2是NB治疗的理想靶点。GD2单抗与其结合后，主要通过激活抗体依赖性细胞介导的细胞毒性（ADCC）和补体介导的细胞毒性（CDC），使肿瘤细胞裂解和死亡。

GD2抗体是针对高危NB的免疫靶向药物，是近十年来高危NB治疗的重要进展。根据SIOPEN HR-NBL1临床试验结果显示，在高危NB患者维持治疗阶段，使用GD2联合13-cis-RA与仅使用13-cis-RA相比，患者5年EFS升高15%，5年OS升高14%。

GD2抗体已经在美国和欧盟等国家获批上市，成为高危NB多模式治疗中不可或缺的一部分。目前，国际已有三款获得FDA批准的GD2抗体，分别是Unituxin（dinutuximab）、Qarziba（dinutuximab beta），以及Danyelza（naxitamab）。其中，Qarziba（dinutuximab beta）在国内已获批上市，其适应证为：①治疗≥12月龄的高危NB患者，这些患者既往接受过诱导化疗且至少获得部分缓解，随后进行过清髓性治疗和干细胞移植治疗；②治疗伴或不伴有残留病灶的复发性或难治性NB。在治疗复发性NB之前，应采取适当措施使活动性进展性疾病保持稳定。

表 3-4-7　hu3F8 和 ch14.18 的作用机制及药代动力学比较

药物	作用机制				亲和力	药代动力学	
	ADCC	ADCP	CMC	CDCC		峰浓度	半衰期
hu3F8 (naxitamab)	++	++	++	++	10×	高	中等
ch14.18 (dinutuximab)	++	++	+	+	1×	低	长

注：
ADCC：抗体依赖性细胞介导的细胞毒性；
ADCP：抗体依赖性细胞介导的吞噬作用；
CMC：补体介导的细胞毒性；
CDCC：补体依赖性细胞介导的细胞毒性。

粒-巨噬细胞集落刺激因子（GM-CSF）从造血干细胞源头促进粒-单核、巨核细胞等各系细胞生成，作用位点高且广。GM-CSF能促进树突状细胞分化增殖，增强抗原提呈作用，放大机体免疫效应。同时单核细胞在GM-CSF作用下分化为M1型巨噬细胞，从而抑制肿瘤，抵抗感染。因此GM-CSF作为免疫促进剂，可以提升患者体内的免疫细胞数量，增强其活性，进而发挥更强的攻击靶细胞作用。大量文献报道已经表明，对于高危NB患者（无论是完全缓解后维持治疗，还是复发难治），GD2单抗整合GM-CSF应用均能为其生存带来获益。

另外，目前国际研究表明高危NB患者自体干细胞移植后维持治疗阶段，联合应用IL-2并未改善疗效，且增加了毒副作用，所以本指南不推荐联合使用IL-2。

因此推荐对于高危NB维持治疗阶段GD2抗体使用方法一般为每35天一疗程，计划应用5疗程，并联合GM-CSF及视黄酸。

— 第五章 —

神经母细胞瘤的康复与随访

第一节 疗效评估标准

1 国际 NB 疗效评估标准

NB 的临床治疗反应评估包括原发灶、软组织和骨转移灶、骨髓转移灶和全身治疗反应的评估，其中方法包括组织细胞学检查（病灶活检、骨髓穿刺和活检）和功能成像技术（^{123}I – MIBG 扫描或 ^{18}FDG – PETCT）。实体瘤临床疗效评价指南（RECIST1.1）相关概念包括以下几个。

（1）靶病灶

靶病灶是指基线评估时所有可测量的病灶，评估需记录每个病灶的最长径（病理淋巴结则记录其短轴径）。基线评估时所有靶病灶直径的总和是进行治疗反应评价的基础。NB 靶病灶包括：伴有 ^{123}I – MIBG 或 ^{18}FDG 摄取和/或经活检病理证实为 NB 或 GNB，长径≥10mm 的 NB 软组织病灶和短轴径≥15 mm 的淋巴结

（CT 层厚≤5 mm）。若两个病灶融合，应测量融合肿块的最长径；若靶病灶独立离散，则记录各病灶长径的总和（病理淋巴结记录短轴径的总和）。

（2）非靶病灶

所有不可测量的病灶均为非靶病灶，如软脑膜病灶，脑脊液、胸腹水和骨髓中浸润的肿瘤等。其他未达到 NB 靶病灶标准的可测量病灶也应纳入非靶病灶。

1.1 原发灶治疗反应评估（不用于评估转移病灶）

表 3-5-1[1] 原发灶治疗反应评估

疗效评估	解剖+功能成像
CR	原发灶残留<10mm 且原发灶不摄取 ^{123}I–MIBG 或 ^{18}FDG
PR	原发灶最长径（总和）减少≥30%，原发灶摄取 ^{123}I–MIBG 或 ^{18}FDG 可稳定、增强或减弱
PD	原发灶最长径（总和）增加>20% 且绝对值增加≥5 mm [与治疗过程中最小的长径（总和）比较，如基线评估时为最小，则以基线评估长径（总和）为参考]
SD	原发灶缩小不能达到 PR 标准，增大亦不能达到 PD 标准的情况

注：
缩写：CR，完全反应；PR，部分反应；PD，疾病进展；SD，疾病稳定。
备注[1]：双肾上腺 NB，以双侧病灶最长径之和记录，除非一侧病灶活检病理证实为 GN；多灶性非肾上腺 NB，定义最大者为原发灶，其余为转移灶，除非活检病理证实该病灶为 GN；不符合 PD 测量标准，但 ^{123}I–MIBG 或 ^{18}FDG 摄取增加的病灶不被视为 PD。

1.2 软组织和骨转移灶治疗反应评估

表3-5-2[1] 软组织和骨转移灶治疗反应评估

疗效评估	解剖+功能成像
CR	所有转移灶消失，定义为：非原发的转移性靶病灶或非靶病灶最长径均<10mm且靶病灶淋巴结短轴径<10mm且^{123}I-MIBG或^{18}FDG摄取消失
PR	非原发靶病灶的长径总和较基线减少≥30%且符合如下所有： 　1.非靶病灶维持稳定或减小状态 　2.无新发转移灶 　3.骨摄取^{123}I-MIBG绝对评分数值下降≥50%（骨相对^{123}I-MIBG评分介于0.1~0.5）或^{18}FDG骨摄取病灶数目减少≥50%
PD	出现以下情况之一： 　1.CT/MRI提示的新发软组织病灶且^{123}I-MIBG或^{18}FDG摄取 　2.解剖影像提示的新发软组织病灶且活检病理提示NB或GNB 　3.新发^{123}I-MIBG摄取的骨病灶 　4.新发^{18}FDG摄取的骨病灶，且CT/MRI提示为肿瘤转移灶或活检病理为NB或GNB 　5.非原发软组织靶病灶长径总和增加>20%且长径总和绝对值增加≥5mm （与治疗过程中最小的长径总和比较，如基线评估时为最小，则以基线评估长径总和为参考） 　6.相对^{123}I-MIBG评分>1.2
SD	原发灶缩小不能达到PR标准，增大亦不能达到PD标准的情况

注：
缩写：CR，完全反应；PR，部分反应；PD，疾病进展；SD，疾病稳定。
备注[1]：长径总和定义为离散淋巴结的短轴径与非淋巴结软组织转移灶的最长径之和。融合状非离散淋巴结的肿块使用最长径进行测量；评估为 PR 的软组织转移性病灶，软组织部位的 ^{123}I-MIBG 和/或 ^{18}FDG 摄取减少不是必需的，但需满足所有的体积缩小标准；相对 ^{123}I-MIBG 分数是指再次评估的病灶绝对分数与基线评估时的骨病灶绝对分数的比值；在所有评估时间点必须使用相同的评分方法，同一患儿评估时也应使用相同的成像手段。

1.3 骨髓转移灶治疗反应评估

表 3-5-3[1] 骨髓转移灶治疗反应评估

疗效评估	细胞学/组织学
CR	无论基线评估时骨髓的浸润情况，再次评估骨髓时均未见骨髓浸润
PD	出现以下情况之一： 1.骨髓评估无浸润，再次评估时出现骨髓浸润>5% 2.骨髓存在浸润，再次评估时出现骨髓浸润程度>2倍且>20%
MD	出现以下情况之一： 1.骨髓浸润≤5%，再次评估时骨髓浸润，但在0~5%之间 2.骨髓评估无浸润，再次评估时骨髓出现浸润，但在0~5%之间 3.骨髓浸润>20%，再次评估时骨髓浸润，但在0~5%之间
SD	骨髓浸润，再次评估时骨髓浸润>5%，但没有达到CR、MD和PD的标准

注：
缩写[1]：CR，完全反应；PD，疾病进展；MD，轻微变化；SD，疾病稳定。

1.4 全身治疗反应评估

表 3-5-4[1] 全身治疗反应评估

疗效评估	定义标准
CR	所有部分疗效评估均达 CR
PR	至少有一部分疗效评估为 PR，其他部分为 CR、MD（骨髓）、PR（软组织或骨）或 NI，且无 PD
MR	至少有一部分疗效评估为 CR 或 PR，但至少有另一部分评估为 SD，且无 PD
SD	至少有一部分疗效评估为 SD，但其他部分评估均不优于 SD 或者其他部分为 NI，且无 PD
PD	任何部分达到 PD 的标准

注：
缩写[1]：CR，完全反应；PR，部分反应；MR，轻微反应；SD，疾病稳定；PD，疾病进展；NI，评估未受累（基线评估时未受累且再次评估时仍未受累）。

第二节 治疗并发症

恶性肿瘤患儿在接受相关治疗后，至少有 70% 在治疗过程中和治疗后长期生存过程中有远期效应，其中 25% 有严重或威胁生命的远期效应，主要包括第二原发肿瘤（SPT）发生、对生长发育影响、对认知、心理、心血管、内分泌和免疫系统的损害等方面。这些远期效应影响患儿的生命质量和寿命。

其中第二原发肿瘤的发生，主要原因有两类：一是与治疗相关的因素，包括防治治疗、某些特殊化疗药物如烷化剂等；二是儿童肿瘤患者某些特殊的基因综合征，包括NB、Li-Fraumeni综合征、家族性肠息肉病和遗传性视网膜母细胞瘤。骨肉瘤和白血病是最常见的第二原发肿瘤。约7%的视网膜母细胞瘤存活患儿和0.5%其他儿童肿瘤患儿在诊断后20年内发生原发骨肿瘤，与Rb基因和放疗中骨暴露和烷化剂有关。

要求长期跟踪肿瘤患儿，以及改变过度治疗方式，真正实现成功治疗肿瘤的同时，最大限度地提高生存质量及延长寿命。

第三节 随访策略

1 治疗中肿瘤病灶的检测和评估

（1）每2疗程复查受累部位的增强CT或MRI。

（2）有骨髓侵犯者，每2疗程复查骨髓。

（3）每疗程复查尿VMA，血NSE和血清铁蛋白。

（4）诊断时和停化疗前PET-CT。

2 停治疗的评估和随访

（1）体格检查和血清的肿瘤标记物检查

第1年间隔3月，第2年4月，第3~4年6月一次。停治疗前骨髓细胞学检查。

（2）原发部位的影像学检查

第 1 年间隔 3 月，第 2 年 4 月，第 3~4 年 6 月一次。

（3）脏器功能/远期毒性

GFR 评估到停药 2 年和 5 年除外肾损害；应用铂类者进行听力检查到停药 2 年、5 年和 10 年；心电图检查和心脏超声检查：停药后 2 年、5 年和 10 年。

[1] BéNARD J, RAGUéNEZ G, KAUFFMANN A, et al. MYCN-non-amplified metastatic neuroblastoma with good prognosis and spontaneous regression: a molecular portrait of stage 4S [J]. Molecular oncology, 2008, 2 (3): 261-71.

[2] SALIM A, MULLASSERY D, PIZER B, et al. Neuroblastoma: a 20-year experience in a UK regional centre [J]. Pediatric blood & cancer, 2011, 57 (7): 1254-60.

[3] BERTHOLD F, HERO B, KREMENS B, et al. Long-term results and risk profiles of patients in five consecutive trials (1979-1997) with stage 4 neuroblastoma over 1 year of age [J]. Cancer letters, 2003, 197 (1-2): 11-7.

[4] 儿童神经母细胞瘤诊疗专家共识[J]. 中华小儿外科杂志, 2015, 36 (01): 3-7.

[5] 樊代明, 整合肿瘤学 临床卷[M]. 北京: 科学出版社, 2021.06.

[6] CARLSEN N L. Epidemiological investigations on neuroblastomas in Denmark 1943-1980 [J]. British journal of cancer, 1986, 54 (6): 977-88.

[7] WILSON L M, DRAPER G J. Neuroblastoma, its natural history and prognosis: a study of 487 cases [J]. British medical journal, 1974, 3 (5926): 301-7.

[8] SPIX C, PASTORE G, SANKILA R, et al. Neuroblastoma incidence and survival in European children (1978-1997): report from the Automated Childhood Cancer Information System project [J]. European journal of cancer (Oxford, England: 1990), 2006, 42 (13): 2081-91.

[9] COHN S L, PEARSON A D, LONDON W B, et al. The International Neuroblastoma Risk Group (INRG) classification sys-

tem: an INRG Task Force report [J]. Journal of clinical oncology: official journal of the American Society of Clinical Oncology, 2009, 27 (2): 289-97.

[10] SMITH M A, SEIBEL N L, ALTEKRUSE S F, et al. Outcomes for children and adolescents with cancer: challenges for the twenty-first century [J]. Journal of clinical oncology: official journal of the American Society of Clinical Oncology, 2010, 28 (15): 2625-34.

[11] EVANS A E, D'ANGIO G J, RANDOLPH J. A proposed staging for children with neuroblastoma. Children's cancer study group A [J]. Cancer, 1971, 27 (2): 374-8.

[12] BRODEUR G M, PRITCHARD J, BERTHOLD F, et al. Revisions of the international criteria for neuroblastoma diagnosis, staging, and response to treatment [J]. Journal of clinical oncology: official journal of the American Society of Clinical Oncology, 1993, 11 (8): 1466-77.

[13] MONCLAIR T, BRODEUR G M, AMBROS P F, et al. The International Neuroblastoma Risk Group (INRG) staging system: an INRG Task Force report [J]. Journal of clinical oncology: official journal of the American Society of Clinical Oncology, 2009, 27 (2): 298-303.

[14] COHN S L, PEARSON A D, LONDON W B, et al. The International Neuroblastoma Risk Group (INRG) classification system: an INRG Task Force report [J]. Journal of clinical oncology: official journal of the American Society of Clinical Oncology, 2009, 27 (2): 289-97.

[15] PRIEBE C J, JR., CLATWORTHY H W, JR. Neuroblastoma. Evaluation of the treatment of 90 children [J]. Archives of surgery (Chicago, Ill: 1960), 1967, 95 (4): 538-45.

[16] BERNARD J L, PHILIP T, ZUCKER J M, et al. Sequential cisplatin/VM-26 and vincristine/cyclophosphamide/doxorubicin

in metastatic neuroblastoma: an effective alternating non-cross-resistant regimen? [J]. Journal of clinical oncology: official journal of the American Society of Clinical Oncology, 1987, 5 (12): 1952-9.

[17] BAGATELL R, BECK-POPOVIC M, LONDON W B, et al. Significance of MYCN amplification in international neuroblastoma staging system stage 1 and 2 neuroblastoma: a report from the International Neuroblastoma Risk Group database [J]. Journal of clinical oncology: official journal of the American Society of Clinical Oncology, 2009, 27 (3): 365-70.

[18] STROTHER D R, LONDON W B, SCHMIDT M L, et al. Outcome after surgery alone or with restricted use of chemotherapy for patients with low-risk neuroblastoma: results of Children's Oncology Group study P9641 [J]. Journal of clinical oncology: official journal of the American Society of Clinical Oncology, 2012, 30 (15): 1842-8.

[19] KUSHNER B H, LAQUAGLIA M P, BONILLA M A, et al. Highly effective induction therapy for stage 4 neuroblastoma in children over 1 year of age [J]. Journal of clinical oncology: official journal of the American Society of Clinical Oncology, 1994, 12 (12): 2607-13.

[20] GAINS J, MANDEVILLE H, CORK N, et al. Ten challenges in the management of neuroblastoma [J]. Future oncology (London, England), 2012, 8 (7): 839-58.

[21] PEARSON A D, PINKERTON C R, LEWIS I J, et al. High-dose rapid and standard induction chemotherapy for patients aged over 1 year with stage 4 neuroblastoma: a randomised trial [J]. The Lancet Oncology, 2008, 9 (3): 247-56.

[22] ASHRAF K, SHAIKH F, GIBSON P, et al. Treatment with topotecan plus cyclophosphamide in children with first relapse of neuroblastoma [J]. Pediatric blood & cancer, 2013, 60

（10）：1636-41.

[23] NITSCHKE R，PARKHURST J，SULLIVAN J，et al. Topotecan in pediatric patients with recurrent and progressive solid tumors：a Pediatric Oncology Group phase II study [J]. Journal of pediatric hematology/oncology，1998，20（4）：315-8.

[24] SAYLORS R L，3RD，STINE K C，SULLIVAN J，et al. Cyclophosphamide plus topotecan in children with recurrent or refractory solid tumors：a Pediatric Oncology Group phase II study [J]. Journal of clinical oncology：official journal of the American Society of Clinical Oncology，2001，19（15）：3463-9.

[25] ATHALE U H，STEWART C，KUTTESCH J F，et al. Phase I study of combination topotecan and carboplatin in pediatric solid tumors [J]. Journal of clinical oncology：official journal of the American Society of Clinical Oncology，2002，20（1）：88-95.

[26] BERLANGA P，CAñETE A，CASTEL V. Advances in emerging drugs for the treatment of neuroblastoma [J]. Expert opinion on emerging drugs，2017，22（1）：63-75.

[27] MATTHAY K K，VILLABLANCA J G，SEEGER R C，et al. Treatment of high-risk neuroblastoma with intensive chemotherapy，radiotherapy，autologous bone marrow transplantation，and 13-cis-retinoic acid. Children's Cancer Group [J]. The New England journal of medicine，1999，341（16）：1165-73.

[28] MA D E I，CONTOLI B，JENKNER A，et al. Comparison of two different conditioning regimens before autologous transplantation for children with high-risk neuroblastoma [J]. Anticancer research，2012，32（12）：5527-33.

[29] VOGELZANG N J，BENOWITZ S I，ADAMS S，et al. Clinical cancer advances 2011：Annual Report on Progress Against

Cancer from the American Society of Clinical Oncology [J]. Journal of clinical oncology: official journal of the American Society of Clinical Oncology, 2012, 30 (1): 88-109.

[30] ENDO M, TANOSAKI R. [Myeloablative chemotherapy with autologous bone marrow and/or peripheral blood stem cell transplantation in children with high-risk solid tumor] [J]. Gan to kagaku ryoho Cancer & chemotherapy, 1995, 22 (12): 1762-70.

[31] KREISSMAN S G, SEEGER R C, MATTHAY K K, et al. Purged versus non – purged peripheral blood stem-cell transplantation for high-risk neuroblastoma (COG A3973): a randomised phase 3 trial [J]. The Lancet Oncology, 2013, 14 (10): 999-1008.

[32] FINKLESTEIN J Z, KRAILO M D, LENARSKY C, et al. 13-cis-retinoic acid (NSC 122758) in the treatment of children with metastatic neuroblastoma unresponsive to conventional chemotherapy: report from the Childrens Cancer Study Group [J]. Medical and pediatric oncology, 1992, 20 (4): 307-11.

[33] NAVID F, SONDEL P M, BARFIELD R, et al. Phase I trial of a novel anti-GD2 monoclonal antibody, Hu14.18K322A, designed to decrease toxicity in children with refractory or recurrent neuroblastoma [J]. Journal of clinical oncology: official journal of the American Society of Clinical Oncology, 2014, 32 (14): 1445-52.

[34] CHEUNG N K, CHEUNG I Y, KRAMER K, et al. Key role for myeloid cells: phase II results of anti-G (D2) antibody 3F8 plus granulocyte-macrophage colony-stimulating factor for chemoresistant osteomedullary neuroblastoma [J]. International journal of cancer, 2014, 135 (9): 2199-205.

[35] PARSONS K, BERNHARDT B, STRICKLAND B. Targeted

immunotherapy for high-risk neuroblastoma—the role of mono-clonal antibodies [J]. The Annals of pharmacotherapy，2013，47（2）：210-8.

[36] HAMIDIEH A A，BEIKI D，PARAGOMI P，et al. The potential role of pretransplant MIBG diagnostic scintigraphy in targeted administration of 131I-MIBG accompanied by ASCT for high-risk and relapsed neuroblastoma：a pilot study [J]. Pediatric transplantation，2014，18（5）：510-7.

[37] BLEEKER G，SCHOOT R A，CARON H N，et al. Toxicity of upfront ^{131}I-metaiodobenzylguanidine（^{131}I-MIBG）therapy in newly diagnosed neuroblastoma patients：a retrospective analysis [J]. European journal of nuclear medicine and molecular imaging，2013，40（11）：1711-7.

[38] SCHOOT R A，BLEEKER G，CARON H N，et al. The role of 131I-metaiodobenzylguanidine（MIBG）therapy in unresectable and compromising localised neuroblastoma [J]. European journal of nuclear medicine and molecular imaging，2013，40（10）：1516-22.

[39] GARAVENTA A，PARODI S，DE BERNARDI B，et al. Outcome of children with neuroblastoma after progression or relapse. A retrospective study of the Italian neuroblastoma registry [J]. European journal of cancer（Oxford，England：1990），2009，45（16）：2835-42.

[40] WAGNER L M，DANKS M K. New therapeutic targets for the treatment of high-risk neuroblastoma [J]. Journal of cellular biochemistry，2009，107（1）：46-57.

[41] KRAMER K，KUSHNER B，HELLER G，et al. Neuroblastoma metastatic to the central nervous system. The Memorial Sloan-kettering Cancer Center Experience and A Literature Review [J]. Cancer，2001，91（8）：1510-9.

[42] KUSHNER B H，KRAMER K，MODAK S，et al. Topotecan，

儿童肿瘤

参考文献

185

thiotepa, and carboplatin for neuroblastoma: failure to prevent relapse in the central nervous system [J]. Bone marrow transplantation, 2006, 37 (3): 271-6.

[43] KRAMER K, KUSHNER B H, MODAK S, et al. Compartmental intrathecal radioimmunotherapy: results for treatment for metastatic CNS neuroblastoma [J]. Journal of neuro-oncology, 2010, 97 (3): 409-18.

[44] PERWEIN T, LACKNER H, SOVINZ P, et al. Survival and late effects in children with stage 4 neuroblastoma [J]. Pediatric blood & cancer, 2011, 57 (4): 629-35.

[45] PINTO N R, APPLEBAUM M A, VOLCHENBOUM S L, et al. Advances in Risk Classification and Treatment Strategies for Neuroblastoma [J]. Journal of clinical oncology: official journal of the American Society of Clinical Oncology, 2015, 33 (27): 3008-17.

[46] MARIS J M. Recent advances in neuroblastoma [J]. The New England journal of medicine, 2010, 362 (23): 2202-11.

[47] PINTO N, NARANJO A, HIBBITTS E, et al. Predictors of differential response to induction therapy in high-risk neuroblastoma: A report from the Children's Oncology Group (COG) [J]. European journal of cancer (Oxford, England: 1990), 2019, 112: 66-79.

[48] BERTHOLD F, FALDUM A, ERNST A, et al. Extended induction chemotherapy does not improve the outcome for high-risk neuroblastoma patients: results of the randomized open-label GPOH trial NB2004-HR [J]. Annals of oncology: official journal of the European Society for Medical Oncology, 2020, 31 (3): 422-9.

[49] VON ALLMEN D, DAVIDOFF A M, LONDON W B, et al. Impact of Extent of Resection on Local Control and Survival in Patients From the COG A3973 Study With High-Risk Neuro-

blastoma [J]. Journal of clinical oncology: official journal of the American Society of Clinical Oncology, 2017, 35 (2): 208-16.

[50] ENGLUM B R, RIALON K L, SPEICHER P J, et al. Value of surgical resection in children with high-risk neuroblastoma [J]. Pediatric blood & cancer, 2015, 62 (9): 1529-35.

[51] CASTEL V, TOVAR J A, COSTA E, et al. The role of surgery in stage IV neuroblastoma [J]. Journal of pediatric surgery, 2002, 37 (11): 1574-8.

[52] ADKINS E S, SAWIN R, GERBING R B, et al. Efficacy of complete resection for high-risk neuroblastoma: a Children's Cancer Group study [J]. Journal of pediatric surgery, 2004, 39 (6): 931-6.

[53] HOLMES K, PöTSCHGER U, PEARSON A D J, et al. Influence of Surgical Excision on the Survival of Patients With Stage 4 High-Risk Neuroblastoma: A Report From the HR-NBL1/SIOPEN Study [J]. Journal of clinical oncology: official journal of the American Society of Clinical Oncology, 2020, 38 (25): 2902-15.

[54] BERTHOLD F, BOOS J, BURDACH S, et al. Myeloablative megatherapy with autologous stem-cell rescue versus oral maintenance chemotherapy as consolidation treatment in patients with high-risk neuroblastoma: a randomised controlled trial [J]. The Lancet Oncology, 2005, 6 (9): 649-58.

[55] PRITCHARD J, COTTERILL S J, GERMOND S M, et al. High dose melphalan in the treatment of advanced neuroblastoma: results of a randomised trial (ENSG-1) by the European Neuroblastoma Study Group [J]. Pediatric blood & cancer, 2005, 44 (4): 348-57.

[56] ELBORAI Y, HAFEZ H, MOUSSA E A, et al. Comparison of toxicity following different conditioning regimens (busulfan/

melphalan and carboplatin/etoposide/melphalan) for advanced stage neuroblastoma: Experience of two transplant centers [J]. Pediatric transplantation, 2016, 20 (2): 284-9.

[57] LADENSTEIN R, PöTSCHGER U, PEARSON A D J, et al. Busulfan and melphalan versus carboplatin, etoposide, and melphalan as high-dose chemotherapy for high-risk neuroblastoma (HR-NBL1/SIOPEN): an international, randomised, multi-arm, open-label, phase 3 trial [J]. The Lancet Oncology, 2017, 18 (4): 500-14.

[58] SEIF A E, NARANJO A, BAKER D L, et al. A pilot study of tandem high-dose chemotherapy with stem cell rescue as consolidation for high-risk neuroblastoma: Children's Oncology Group study ANBL00P1 [J]. Bone marrow transplantation, 2013, 48 (7): 947-52.

[59] PARK J R, KREISSMAN S G, LONDON W B, et al. Effect of Tandem Autologous Stem Cell Transplant vs Single Transplant on Event-Free Survival in Patients With High-Risk Neuroblastoma: A Randomized Clinical Trial [J]. Jama, 2019, 322 (8): 746-55.

[60] LIU K X, NARANJO A, ZHANG F F, et al. Prospective Evaluation of Radiation Dose Escalation in Patients With High-Risk Neuroblastoma and Gross Residual Disease After Surgery: A Report From the Children's Oncology Group ANBL0532 Study [J]. Journal of clinical oncology: official journal of the American Society of Clinical Oncology, 2020, 38 (24): 2741-52.

[61] CASEY D L, KUSHNER B H, CHEUNG N V, et al. Dose-escalation is needed for gross disease in high-risk neuroblastoma [J]. Pediatric blood & cancer, 2018, 65 (7): e27009.

[62] CASEY D L, PITTER K L, KUSHNER B H, et al. Radiation Therapy to Sites of Metastatic Disease as Part of Consolidation

in High-Risk Neuroblastoma: Can Long-term Control Be Achieved? [J]. International journal of radiation oncology, biology, physics, 2018, 100 (5): 1204-9.

[63] YU A L, GILMAN A L, OZKAYNAK M F, et al. Anti-GD2 antibody with GM-CSF, interleukin-2, and isotretinoin for neuroblastoma [J]. The New England journal of medicine, 2010, 363 (14): 1324-34.

[64] LADENSTEIN R, PöTSCHGER U, VALTEAU-COUANET D, et al. Investigation of the Role of Dinutuximab Beta-Based Immunotherapy in the SIOPEN High-Risk Neuroblastoma 1 Trial (HR-NBL1) [J]. Cancers, 2020, 12 (2).

[65] CHEUNG N K, CHEUNG I Y, KUSHNER B H, et al. Murine anti-GD2 monoclonal antibody 3F8 combined with granulocyte-macrophage colony-stimulating factor and 13-cis-retinoic acid in high-risk patients with stage 4 neuroblastoma in first remission [J]. Journal of clinical oncology: official journal of the American Society of Clinical Oncology, 2012, 30 (26): 3264-70.

[66] YALçIN B, KREMER L C, CARON H N, et al. High-dose chemotherapy and autologous haematopoietic stem cell rescue for children with high-risk neuroblastoma [J]. Cochrane Database of Systematic Reviews, 2013, 8 (5): CD006301.

[67] KUSHNER B H, OSTROVNAYA I, CHEUNG I Y, et al. Lack of survival advantage with autologous stem-cell transplantation in high-risk neuroblastoma consolidated by anti-GD2 immunotherapy and isotretinoin [J]. Oncotarget, 2016, 7 (4): 4155-66.

[68] LADENSTEIN R, PöTSCHGER U, VALTEAU-COUANET D, et al. Interleukin 2 with anti-GD2 antibody ch14.18/CHO (dinutuximab beta) in patients with high-risk neuroblastoma (HR-NBL1/SIOPEN): a multicentre, randomised, phase 3

trial [J]. The Lancet Oncology, 2018, 19 (12): 1617-29.

[69] HAAS-KOGAN D A, SWIFT P S, SELCH M, et al. Impact of radiotherapy for high-risk neuroblastoma: a Children's Cancer Group study [J]. International journal of radiation oncology, biology, physics, 2003, 56 (1): 28-39.

[70] 樊代明. 整合肿瘤学·基础卷[M]. 西安: 世界图书出版西安有限公司, 2021.